看護師のしごととくらしを
豊かにする
④

看護師のための
松陰流人材育成術

吉田松陰が松下村塾で教えたこと

長谷川 勤

JMP
日本医療企画

はじめに
珠玉の人材を育て上げた松陰の人材育成法

吉田松陰《よしだしょういん》の生きた、天保年間から安政年間（一八三〇～一八六〇年）は、欧米先進国が第一次産業革命を成し遂げ近代国家へ成長を遂げていく時代でした。当時の日本は徳川政権の矛盾が顕在化して苦悶していた時期であり、やがて欧米諸国による日本や清国、琉球への開国要求が現実の問題となってきます。日本にアヘン戦争の情報がもたらされたのは、老中・水野忠邦《みずのただくに》が天保の改革に四苦八苦しているころでした。吉田松陰は、毛利藩の軍学師範として海防問題に思いをめぐらせていましたが、ペリーの黒船が浦賀に来航して開国を強要、国内は混乱しました。

西欧の圧倒的な軍事力を目のあたりにした松陰は、海外渡航が禁止されていることを承知で、米国の国情視察を敢行するため黒船に乗りこみますが、失敗して自由を失います。しかし日本の行く末を憂慮した松陰は、望みを捨てることなく幽囚の身でありながら、精一杯の努力をこころみました。

藩の牢屋では仲間たちと勉強会を開き、出獄後は松下村塾《しょうかそんじゅく》を主宰して、人材育成に心血を注ぎます。軍学修行時代の大量の読書で蓄えた豊富な知識を活用して、教育活動に意欲を燃やしたのです。松下村塾で学んだ若者たちが日本のために立ち上がったのは、松陰の愛国心と教育への情熱の成果といってよいでしょう。そうして幕末の動乱の中で活躍する若者たち、さらに明治日本の指導者に成長していく多くの人材を育成して、松陰は国のために散華しました。刑死の前日に書き上げた『留魂録《りゅうこんろく》』は、門下生への志の継承を願って書かれたものです。

この本は、そうした松陰の生涯から、現代まで脈々と生き続ける人材育成のあり方について看護師である皆さんと一緒に考えていこうと思いながら書きました。現代社会が求める人材をどう育成するか、そして自己教育のあり方にも思いを寄せ、人が職業人として生きていく上で大切な教えも紹介できればと思っています。

松陰の残した文章は今から百五十年以上も前のものなので、表現が少し古い感じがするかもしれません。しかし、味わいのあるすばらしい教えや言葉の数々は、今日でも光り輝いています。志を曲げない生き方や、逆境にあっても屈することなく努力前進を自分に課す松陰、そして教師と門下生が心をひとつにして学問に励む松陰先生の姿に、読者の皆さんが何かを感じてくだされば幸いです。

長谷川　勤

目次

はじめに
―珠玉の人材を育て上げた松陰の人材育成法― 3

1 思想家・吉田松陰とはどんな人だったのか？ 13

●吉田松陰が私たちに教えてくれること 14
●後の日本を牽引する指導者を松下村塾から輩出 15
●六歳で吉田家の当主となり山鹿流兵学を学ぶ 16
●九州や江戸への遊学で西洋兵学、軍学、海外情勢を学ぶ 18
●ペリーの黒船に乗りこみ密航を計画、松下村塾で教え始める 19
●老中の暗殺計画が頓挫し、安政の大獄で死罪に 20
〔年表〕吉田松陰の生涯 22

2　看護の現場に生かす、松下村塾の人の育て方　23

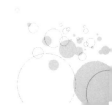

●仲間たちと勉学の目的を共有し、自主性と向上心をもって、職務に取り組む　24
●「知行合一《ちこうごういつ》」の教えを身につけ、職業人としての尊敬と信頼を得る　26
●弟子たちの個性を見抜き、その進歩を激賞して、「やる気」を引き出す　30
●師と弟子がお互いに教え合い、ともに学ぶ「師弟同行《していどうこう》」の教育　34
●各人の個性を見出し、愛情をもって、巧みにその個性を伸ばす　36
●「志」を立てることを最も大切にし、それを身をもって実践した　40
●学問のめざすものは、人とは何たるものかを学ぶこと　44
●読書で得た知識をさらに深く自分のものにするために「討論」を活発に行った　46
●身分を問わない、「横」のつながりを大事にした平等主義の教育　48
●学問のみならず、協同作業も師弟同行で行う、集団教育の実践を取り入れた　50
●弟子たちに、愛情と期待のこもった激励文を書き与えた（送叙文を贈る）　54

●各地からの情報を工夫して収集し、それを共有して、その情報を教育に活用した　58
●『留魂録《りゅうこんろく》』という遺書によって、自分の教育を完成させた　62
●短所の矯正よりも、長所を伸ばすことに重きをおいた、高杉晋作の育成方法　64
●誰にでも平等に接し、人間愛にあふれる教育を行った　66
●「お勉強なされい」とやさしく語りかけ、温かく見守った　70
●教材は先生が選び、塾生にも選ばせて、その成長を喜んだ　72
●塾生の人間的成長をともに喜び、それがさらなる成長を促した　74
●自分の睡眠時間よりも、深夜に訪ねてくる塾生の勉強を優先した　76
●塾生の理解度を高め、自身の進歩を実感できるよう、読書の方法を工夫した　78
〔コラム〕メディアに登場する吉田松陰　80

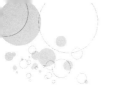

3　看護師の心に響く松陰の名言20

3　看護師の心に響く松陰の名言20　81

名言1　凡《およ》そ生《う》まれて人《ひと》たらば、宜《よろ》しく禽獣《きんじゅう》に異《こと》なる所以《ゆえん》を知《し》るべし。　82

名言2　志《こころざし》を立《た》てて以《もっ》て万事《ばんじ》の源《みなもと》と為《な》す。　84

名言3　人《ひと》賢愚《けんぐ》ありと雖《いえど》も、各々《おのおの》一二《いちに》の才能《さいのう》なきはなし。　86

名言4　凡《およ》そ人《ひと》の子《こ》のかしこきも、おろかなるもよきもあしきも、大《たい》てい父母《ふぼ》のをしへに依《よ》る事《こと》なり。　88

名言5　杉《すぎ》の家法《かほう》に世《よ》の及《およ》びがたき美事《びじ》あり。　90

名言6　境《さかい》、順《じゅん》なる者《もの》は怠《おこた》り易《やす》く、逆境《ぎゃっきょう》なる者《もの》は励《はげ》み易《やす》し。　92

名言7　学問《がくもん》の大禁忌《だいきんき》は作輟《さくてつ》なり。　94

名言8　仁《じん》は人《ひと》の心《こころ》なり。義《ぎ》は人《ひと》の路《みち》なり。　96

名言9　万巻《まんかん》の書《しょ》を読《よ》むに非《あら》ざるよりは、寧《いずく》んぞ兆民《ちょうみん》の安《やす》きを致《いた》すを得《え》ん。　98

名言10　至誠《しせい》にして動《うご》かざる者《もの》未《いま》だ之《こ》れあらざるなり。　100
名言11　平生《へいぜい》の学問浅薄《がくもんせんぱく》にして至誠天地《しせいてんち》を感格《かんかく》すること出来申《できもう》さず、非常《ひじょう》の変《へん》に立《た》ち到《いた》り申《もう》し候《そうろう》。　102
名言12　地《ち》を離《はな》れて人《ひと》なく、人《ひと》を離《はな》れて事《こと》なし、人事《じんじ》を論《ろん》ずる者《もの》は地理《ちり》より始《はじ》むと。　104
名言13　知《ち》は行《こう》の本《ほん》たり。行《こう》は地《ち》の実《じつ》たり。二《ふた》つの者固《ものもと》より相倚《あいよ》りて離《はな》れず。　106
名言14　凡《およ》そ聖学《せいがく》の主《しゅ》とする所《ところ》、己《おのれ》を修《おさ》むと人《ひと》を治《おさ》むの二途《にと》に過《す》ぎず。　108
名言15　学《がく》は人《ひと》たる所以《ゆえん》を学《まな》ぶなり。塾係《じゅくか》くるに村名《そんめい》を以《もっ》てす。　110
名言16　書《しょ》は古《いにしえ》なり、為《しわざ》は今《いま》なり。今《いま》と古《いにしえ》と同《おな》じからず。　112
名言17　一時《いちじ》の屈《くつ》は万世《ばんせい》の伸《しん》なり、いずくんぞ傷《いた》まん。　114
名言18　今年《ことし》の抄《しょう》は明年《みょうねん》の愚《ぐ》となり。明年《みょうねん》の録《ろく》は明後年《みょうごねん》の拙《せつ》を覚《おぼ》ゆべし。　116
名言19　吾《わ》れ今国《いまくに》の為《ため》に死《し》す、死《し》して君親《くんしん》に負《そむ》かず。悠々《ゆうゆう》たり天地《てんち》の事《こと》、鑑照明神《かんしょうめいしん》に在《あ》り。　118
名言20　死《し》は好《この》むべきにも非《あら》ず、亦悪《またにく》むべきにも非《あら》ず、道尽《みちつ》き心安《こころやす》んずる、便《すなわ》ち是《こ》れ死所《ししょ》。　120

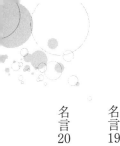

巻末付録　吉田松陰と松下村塾の弟子たち　123

高杉晋作
―奇兵隊を創設した尊王攘夷の志士―　124

久坂玄瑞《くさかげんずい》
―松陰に最も評価された、尊王攘夷《そんのうじょうい》の中心人物―　128

伊藤博文
―倒幕活動に身を投じた日本の初代内閣総理大臣―　132

山縣有朋《やまがたありとも》
―倒幕活動ののち、陸軍の重鎮に―　136

桂小五郎
―伊藤博文を育てた維新の三傑―　138

楫取素彦《かとりもとひこ》
―生涯にわたって杉家を支えた義理の兄弟―　140

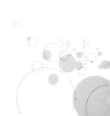

おわりに
―私たちに多くの教訓を与えてくれる、松陰の言葉― 142

※本書は、原文(読み下し)どおりの吉田松陰の言葉を掲載しています。
そのため、漢字や送り仮名など、現代の言葉と少し違うものもあります。

1

思想家・吉田松陰とはどんな人だったのか?

吉田松陰が私たちに教えてくれること

松下村塾は、現在の山口県の北部に位置する日本海に面した萩の村はずれにあった小さな私塾で、塾生は通算で百人にも満たなかったといわれています。当時の吉田松陰は若く二十七歳で、江戸に呼ばれるまでの二年あまりしか塾で教えることはできませんでした。それにもかかわらず、松下村塾は高杉晋作、久坂玄《くさかげん》瑞《ずい》、伊藤博文など明治維新の原動力となった人物を何人も輩出しています。なぜこのようなことが可能だったのでしょうか。

松陰は、松下村塾の塾生に「一緒に励みましょう」と言って、ともに学ぶパートナーとしての姿勢を崩しませんでした。これは現代で言えばコーチングの基本とも言える関係です。また、塾生一人ひとりに合わせた個別教育を行い、各人に個別のテーマを与えて考えさせました。さらに、一方的に教えるのではなく塾生との対話を重視し、正解のない事例について思い思いに意見を述べさせるディスカッションも行っています。

松陰の人材教育は巧みで、現代を生きる私たちにとっても示唆に富むものです。本書では吉田松陰が人を育てたその姿をなぞりながら、人材育成のヒントを示していきます。

後の日本を牽引する指導者を松下村塾から輩出

高杉晋作や久坂玄瑞、伊藤博文、山縣有朋《やまがたありとも》といった、維新から明治にかけて活躍した逸材を松下村塾から輩出した吉田松陰。その生涯は西欧に対抗しうる力をつけ、国富を増進させるための方策を考え、そのために行動し続けた苛烈なものでした。その苛烈さにより松陰は何度も投獄され、最期は三十歳の若さで幕府に処刑されてしまいます。その後、意志を受け継いだ松下村塾生によって明治維新は成功し、近代日本が開かれていきました。

松陰が松下村塾で教えたのは二年あまりとそれほど長い期間ではありません。しかし、孟子の「至誠《しせい》にして動かざるもの未《いま》だこれあらざるなり」を信じ誠実に指導した松陰は、塾生の信頼と尊敬を集めて、尊王攘夷《そんのうじょうい》そして倒幕という命がけの行動を彼らが起こしていくきっかけを作りました。

六歳で吉田家の当主となり山鹿流兵学を学ぶ

文政十三（一八三〇）年八月四日、松陰は長門国萩の東郊にある松本村で生まれました。父は下級藩士である杉百合之助、母はたきといいます。松陰は名を矩《のり》方《かた》、字を子義《しぎ》または義卿《ぎけい》といい、通称は初め虎之助、大二郎、松次郎、そして最後は寅次郎と改めました。松陰はその号です。号とは名や字以外に人を呼ぶ際に使われる称号のことで、文人たちが好んで使用したもののことです。

生家である杉家は貧しい下級藩士で、半士半農の生活を送りながら七人の子どもを育てていました。父百合之助は敬王家で厳格な人であり、貧しい暮らしながらも二男であった松陰とその兄梅太郎とを畑のそばに座らせ、農作業の合間に儒教の教典の素読を行ったといいます。

仁孝天皇が将軍徳川家斉《いえなり》を太政大臣に任命することを伝えた詔書「文政十年の詔」や日本の国体を略述した「神国由来」なども暗唱させました。このように尊皇を家風とする杉家に育ったことにより、松陰は尊王攘夷を唱えるに至ったと考えられています。

松陰の父方の叔父である吉田大助には跡取りがいなかったので、松陰は大助の養子となりました。しかし翌年大助が病死したため、松陰は六歳で吉田家の八代目当主を継ぎます。吉田家は山鹿《やまが》流の兵学師範として毛利家に仕える家であったため、松陰も師範となるべく、叔父で山鹿流兵学者の玉木文之進（一八一〇～一八七六）に学ぶこととなりました。

玉木は熱心に松陰を教育しました。勉強中に蚊を追い払うことも「山鹿流兵学の修行は藩主のための公の仕事であるが、顔に止まった蚊を追い払うのは私事だ」として厳しく叱責したほどです。

しかし、松陰少年は持ち前の勤勉さで玉木に食らいつき、九歳になる頃には藩校の明倫館《めいりんかん》で教授見習いとして山鹿流兵学の講義を行い指導する立場になりました。十一歳と十五歳のときには、藩主であった毛利敬親《もうりたかちか》の前で講義し賞賛を受けています。その後松陰は玉木や山田宇右衛門《うえもん》のもとで、山鹿流兵学の修行を積みながら長沼流兵学や荻野流砲術も学びます。十八歳のときに山鹿流兵学の免許である大星目録《たいせいもくろく》を兵学者林真人から受け、十九歳で独立師範になりました。

九州や江戸への遊学で
西洋兵学、軍学、海外情勢を学ぶ

その後、松陰は藩外へ目を向け九州や江戸へ遊学し、江戸では兵学者、儒学者、洋学者として知られる佐久間象山《さくましょうざん》のもとで学びました。

そうしているうちに、今度は熊本藩士の宮部鼎蔵《みやべていぞう》と南部藩出身の江幡五郎《えばたごろう》とともに東北遊学を計画します。手続き上の問題で二人と約束した出発日までに藩の許可を得られなかった松陰は、約束を優先して脱藩。嘉永四（一八五一）年に水戸を経由して東北へと出発しました。

東北への遊学を終えた松陰は脱藩の罪で萩へ戻され、士籍剥奪《しせきはくだつ》・世禄没収《よろくぼっしゅう》、さらに吉田家は取り潰し、御家人召し放ちという厳罰を受け、実父である杉百合之助の監督下での謹慎を命じられました。

しかし、藩主である毛利敬親の計らいで松陰は「十年間の諸国修行」の名目で再度の遊学を許されます。

ペリーの黒船に乗りこみ密航を計画、松下村塾で教え始める

嘉永六（一八五三）年に江戸へ再度到着した松陰は、同年黒船が浦賀沖に来航した際には、現地に駆けつけて艦隊を詳しく観察しています。松陰は西欧による日本の植民地化を危惧し、外国へ渡って西洋の実態調査を行おうと考えました。しかし当時の日本は鎖国状態にあり、外国へ行くことは許されていません。

松陰は密航が死罪になるほどの重罪だと知りながらも、ペリーの軍艦に乗せてもらい米国へ渡る計画を立てました。嘉永七年に再来したペリー艦隊に近づきますが、ペリーは松陰らの申し出を拒否。海岸で捕縛された松陰は重罪人として萩に戻されて蟄居《ちっきょ》を命じられ、野山獄《のやまごく》に収監されることとなりました。

安政二（一八五五）年に松陰は病気療養の面目で免獄となり、今度は生家である杉家で自宅謹慎となります。その後安政四（一八五七）年、松陰は杉家の敷地に松下村塾を開きました。もともと松下村塾は叔父の玉木文之進が自宅で近隣の青少年に教えたことが始まりで、それを外叔の久保五郎左衛門が継ぎ、さらに松陰が継ぐという形でした。塾の運営には母のたきなど家族も尽力しました。

老中の暗殺計画が頓挫し、安政の大獄で死罪に

安政五（一八五八）年、松陰は朝廷を守りたいという思いから、京都周辺で安政の大獄《たいごく》（幕府による弾圧）を主導していた老中の間部詮勝《まなべあきかつ》の暗殺を計画しましたが、頓挫。野山獄に再度収監されます。

この頃から松陰と一部の門下生との間に亀裂が生じ始めます。江戸にいる久坂玄瑞や高杉晋作らから見れば松陰の言動は過激にすぎましたが、松陰は彼らの意見を聞き入れなかったのです。翌年、幕府関係者の弾劾文《だんがいぶん》の筆跡が松陰のものであるとして松陰は江戸へ召喚されました。

江戸での取り調べで一旦嫌疑が晴れたものの、奉行に誘導されるままに松陰は老中間部詮勝の暗殺計画を自白してしまいます。このことで松陰は牢獄行きを命じられ、数回にわたる取り調べの末に「公儀に対し不敬の至り」として死罪という判決を下されました。

そして安政六（一八五九）年十月二十七日、「死罪申し渡し」を受けて刑が執行され、松陰は三十年の短い生涯を閉じました。

松陰はその生涯で何千もの書物を読み、至誠の心で後進を育て、何度投獄されても諦めることなく藩主（藩府）への提案を行い続けました。

志をもち懸命に生きた松陰の姿は、向上心とは何か、生きる意義とは何かを私たちに問いかけてきます。

〔年表〕吉田松陰の生涯

西暦	和暦	年齢	できごと	
1830年	文政十三年	1歳	長門国、藩東郊松本村に杉家の二男として誕生。	
1835年	天保六年	6歳	叔父・吉田大助が亡くなったため、吉田家八代目当主となる。	
1839年	天保九年	9歳	長州藩の藩校・明倫館で教授見習いとして「山鹿流兵学」を講義する。	
1840年	天保十一年	11歳	長州藩主・毛利敬親の前で「山鹿流兵学」を講義する。	アヘン戦争はじまる。
1842年	天保十三年	13歳	叔父の玉木文之進が自宅にて「松下村塾」を開講。	
1848年	弘化五年	19歳	藩校・明倫館の独立師範となる。	
1850年	嘉永三年	21歳	九州遊学。平戸藩で葉山佐内、肥後藩で宮部鼎蔵と出会う。	
1851年	嘉永四年	22歳	江戸遊学。佐久間象山に学ぶ。脱藩し東北旅行へ。	
1852年	嘉永五年	23歳	藩より帰国命令が出され、萩に帰り杉家自宅で謹慎。	
1853年	嘉永六年	24歳	藩主のはからいにより二度目の江戸遊学。	ペリーの来航。
1854年	嘉永七年	25歳	ペリー艦隊へ乗船し、密航を画策するも失敗。野山獄へ投獄される。	ペリー再度の来航、日米和親条約締結。
1857年	安政四年	28歳	自宅幽囚の後、叔父・久保五郎左衛門から松下村塾を受け継ぐ。	
1858年	安政五年	29歳	老中暗殺計画が漏れ、藩より投獄を命じられる。松下村塾閉鎖。	安政の大獄。
1859年	安政六年	30歳	江戸送致後、死罪。	

2

看護の現場に生かす、松下村塾の人の育て方

仲間たちと勉学の目的を共有し、自主性と向上心をもって、職務に取り組む

松陰は学問の目的や、取り組みにあたっての考え方をとても大切にしました。とりわけ、「志」を持つことが何よりも大切と考えていました。松陰流の表現で言えば、「学問は志に始まる」ということになります。

ですから、入塾希望者に対して「あなたは何のために学問をするのですか?」と学問の目的を問いかけました。これは今でいう、面接試験のようなもので、ここから塾生の勉学がすでに始まっていることになります。

松陰はこの時点で入塾希望者の人物評価をしていたのですが、人間に対する洞察力の鋭かった松陰はそのような胸の内を見せることなく、優しく諭すように話したといいます。「自分が学んだことは、それが実際に役立ってこそ意味がある」のだと。

そうした考え方でしたから、「ともに学ぼう」と呼びかけるような形で入塾希

望者を受け入れました。そして松陰は、学問にのぞむ際の自主性をたいへん重視していたので、自分が学んだことを仲間たちと議論させる方法を積極的に取り入れました。

人は目的が明確になっていると、その達成に向って努力するものです。ですから、苦楽をともにする思いを込めて「志をもって、ともに学びましょう」と語りかけたのでした。

看護師の職務をまっとうするには、まずその専門家をめざすことが第一目標、志となるでしょう。職業人としての毎日の職務を果しながら実務経験を積むなかで、総合的な学びがより高次元のものになり、看護に対する情報や判断が的確なものになって、やがて医師や患者さんたちの信頼を勝ち取ることができるのだと思います。

まずは、向上心をもって先輩看護師や医師との共同作業を重ねるなかで、自分自身が成長していくこと。そうして初めて、適切な判断にもとづく医療行為が可能になるのではないでしょうか。

「知行合一《ちこうごういつ》」の教えを身につけ、職業人としての尊敬と信頼を得る

吉田松陰の松下村塾における教育的手法は、学問の目的を明確にして、師と弟子がともに学び合いながら成長していくというものでした。そして松陰は、「学者になってはいかぬ、人は実行が大切である」として、学んだことの成果が実際の人生に生かされなければ意味がないという実学の考え方を教えました。

そんな松陰でしたから、学問のための学問は否定するという考え方でした。松陰は江戸に修業に行ったとき、「江戸の学者は知識を切り売りしている」と、大きな不満を持ちました。そして世の中の動静に対して全く無関心である学者の姿に、失望を覚えたのでした。「知行合一」の教えに賛同した翌年のことですから、なおさらに残念な思いを抱いたのでしょう。

この「知行合一」とは、陽明学《ようめいがく》の教えです。陽明学を提唱したのは、中国の明の時代の思想家であり、高級官吏でもあった王陽明という人です。王陽明の思想

は、門下生との問答録の『伝習録《でんしゅうろく》』としてまとめられ、日本でも出版されています。

しかし江戸時代は、朱子学（中国、南宋の朱熹《しゅき》が大成した新しい儒学）が官学として保護され、幕府に推奨されていたので、陽明学は一部の知識層にしか普及しませんでした。

松陰が陽明学に出会ったのは嘉永三（一八五〇）年、平戸藩の家老であった葉《は》山佐内《やまさない》という人物の下で修業をしたときでした。このとき松陰は二十四歳でしたが、筆まめな松陰はこの半年間の修業期間のことを『西遊日記《さいゆうにっき》』に克明に記録しています。松陰は平戸に到着したその晩に、早速、葉山佐内から『伝習録』を借り受け、熱心に読んだそうです。

少し話が脱線しますが、この陽明学は、多くの幕末の志士に影響を与えました。有名なところでは、西郷隆盛、大塩平八郎（江戸時代後期の陽明学者。大坂町奉行所の与力として活躍したが、のちに天保の飢饉の際、民衆救済のための乱を起こした）などが熱心な信奉者として知られています。

昭和に入ってからは、作家の三島由紀夫が『革命哲学としての陽明学』という本を書きました。三島由紀夫もまた、陽明学の信奉者の一人といえるでしょう。

昭和四十五（一九七〇）年十一月二十五日の陸上自衛隊市ヶ谷駐屯地での割腹自

殺は、まさしく陽明学の影響だったのではないでしょうか。

陽明学は学んだことを信じて、「行動の実践」に結びつけるというところに特長があります。少し難しい表現ですが、これは「主観の完全燃焼」と言い換えることができます。自分の信念をゆるがせにしない生き方をする、ということです。

ときにその行動は死をも恐れないという一面があります。幕末の動乱期は、このような命懸けの事態の連続でした。松陰が、国禁を犯してまで密航を企てた背景には陽明学の影響があったといえるでしょう。

平戸で陽明学を学んだ松陰は、松下村塾の塾生に「知行合一」という考えを日々の学習の中で自然な形で教えていきました。松陰は、普段の何気ない生活の中で、いつも「言行一致《げんこういっち》（口で言うことと行動とに矛盾がないこと）」の行動をとる自分の姿を弟子たちに見せました。

そんな師の姿を見た塾生は、松陰に対する信頼を深めていきました。そして松陰は、さらなる塾生の人間的成長を願って教育を行いました。塾生の成長度合いや能力を見極めながら、適切な教材を選んで読ませ、一人ひとりに課題を持たせて、自分で考えて解決するという能力開発を行ったのです。

そうして読書が終了すると、一緒になって議論し合いました。このように松陰の教育は、一緒になって学び、その議論の中から塾生に何かを学び取らせるという自主性を重んじたものでした。

読者の皆さんは陽明学と聞くと、いかにも難しい学問のような印象を持つかもしれませんが、その教えはシンプルに考えれば「知識と行動」の一体的な調和を説いているものです。学んで得た成果とその行動が、人間的な成長を促す建設的なものであれば、それでいいのです。必ずそれは、他者への貢献につながるはずです。

この「知行合一」の考えを理解して身につけていただければ、どんな仕事であっても職業人として尊敬と信頼を得ることができるでしょう。また、部下や患者に寄り添った行動や態度が、機敏にとれるようになるのではないかと思います。

ちなみに筆者の勤務する松陰大学は、「知行合一」を校是・建学の精神に掲げており、「吉田松陰論」という珍しい履修科目が設置されています。看護学部もあり、この学部では吉田松陰論は必修科目になっています。

看護学生の皆さんは、一生懸命、この科目を勉強します。筆者は、吉田松陰を学んだことが、やがて看護師としての実務に役立つことを願いながら、学生とともに学んでいます。吉田松陰の足跡からは、まるで汲めどもつきない井戸のように、たくさんの教えがこんこんと湧き出てくるのです。

弟子たちの個性を見抜き、その進歩を激賞して、「やる気」を引き出す

門下生の多くは、勉学の機会を願いながらも藩士のように藩校（江戸時代に諸藩が藩士の子弟の教育のために設けた藩の直轄学校。吉田松陰の毛利藩の藩校は、明倫館《めいりんかん》という西日本の名門校）で正規の学問を学ぶ機会を与えられませんでした。

藩校では、幕府の政策もあって判で押したようにどこの藩でも朱子学を教えていました。藩士の子弟は、論語に始まる『四書五経《ししょごきょう》』（朱子学の聖典とされる、儒教の基本書。『論語』『孟子』『大学』『中庸』を四書といい、『詩経』『書経』『礼記』『易経』『春秋』を五経という）を主に学んでいたのです。

これに比べて商人や足軽、中間（最下層の武士）や陪臣（武士の家来）といった身分の低い人たちは、寺子屋（江戸時代の庶民のための初等教育機関）や私塾で学んでいましたが、松下村塾のように人間教育を理念として運営されてはおら

ず、日常生活上の必要な知識を授けることに主眼をおいたものでした。いわゆる「読み・書き・そろばん」ですね。

松下村塾の出身者の回顧談では、「当時、松陰先生の評判がよくて、よい仕事にも就けるかもしれない」と期待しながら入塾をお願いに行ったと回想されています。私塾というと、気軽に学べて敷居の高くない教育機関というイメージがあったようです。

松陰は、入塾希望を申し出てきた若者と机を並べて、時にマンツーマンで懇切丁寧に、そして時に厳しく指導を行いながら一緒になって勉学に取り組んで、塾生の学習意欲を鼓舞しました。

陽明学では「事上磨錬《じじょうまれん》」といって、日々の生活の中からものごとを学ぶことを重視しました。人間の日常生活、あるいは実社会に役立つものが松陰の考えていた学問でした。ですから松陰が最も大切にした「志」を立てたら真剣に学ぶことを、師が先頭に立って勉学に励む姿で見せたわけです。

松陰の教育力の源は、人生の実際に役立たなければ勉学とはみなさないという考え方と「率先垂範《そっせんすいはん》（先頭に立って模範を示すこと）」の態度で、真剣に教育に取り組み、塾生の進歩を褒めて一緒に喜ぶところにありました。

そして松陰は、塾生一人ひとりの個性を見抜いた上で、各人にふさわしい「字《あざな》

（実名のほかにつけた名前）」を贈りました。ここで塾生につけた字のエピソードをひとつ紹介したいと思います。

松下村塾の初期の頃に入塾した吉田稔麿《よしだとしまろ》という人物がいました。この青年と話しているうちに、松陰はこの人物の将来性を高く評価するようになっていきました。

そこで彼の大成を願って「無逸《むいつ》」という字を贈ります。このまま向学心に燃えて勉学を続けていけば、彼の将来はきっと明るいに違いない。しかし惜しむらくは、彼には自分の才に頼りすぎるところがあると判断して、油断を戒めることを意味する「無逸」という字を贈ったのです。

成長の「機会を逸する」ことのないようにという願いを込めて、松陰は彼に丁寧に説明します。そうすることによって、稔麿の才能に磨きがかかることを期待したのです。

このように説明を受けた稔麿はもちろん納得して、さらに高いレベルをめざして勉学に励みます。果して、彼は後に「松下村塾の四天王」の一人としてたくましく成長しました。松陰の稔麿に対する期待と愛情は並々ならぬものでしたが、それに応えてくれた門下生の姿をみて松陰は、わがことのように喜びました。

「松下村塾の四天王」とされる、久坂玄瑞《くさかげんずい》、高杉晋作、入江杉蔵《いりえすぎぞう》等に対する期待と愛情の注ぎ方も同様でした。このように松陰が塾生の将来に期待し、塾生がその期待に応えるという、師弟間の心の交流と信頼感は強い絆となり、門下生の「やる気」を倍増させました。

ここに松陰の天性ともいえる、教育者としての優れた一面を見ることができます。尊敬する師から自分にふさわしい字をつけてもらえることは、師に認められたいという、塾生の承認の欲求を満たすことになります。

こうした師の思いやりの行動は、塾生に感謝と信頼に満ちた尊敬の念を喚起させます。吉田松陰という人は、このようにして塾生の心をつかみ、塾生の進歩や成長を確認すると激賞してあげるのが常でした。それが「やる気を引き出す」松陰の教育技術だったのです。

このように心の通いあった師弟関係を巧みに活用した松陰の教育手法から、看護師としての職務に取り入れられること、学ぶべきものは多いのではないでしょうか。

数少ない秀才を除けば、人の能力には、それほど大きな差はありません。大切なことは目標をしっかり見据え、目標達成に向けて、いかに真剣に取り組むかです。看護師の皆さんも看護師同士、あるいは病院のスタッフと切磋琢磨《せっさたくま》して、向上しようという意欲を高く持ち続けていただきたいと思います。

師と弟子がお互いに教え合い、ともに学ぶ「師弟同行《していどうこう》」の教育

松陰は入塾を願う若者に、「私は教えることはできませんが、ともに学ぶことはできます。だから、一緒に励みましょう！」と呼びかけました。来る者は拒まずの松陰でしたが、いわゆる「師弟同行（師弟がお互いに教え合って、ともに学ぶこと）」の考えを入塾の段階ではっきりと伝えました。

その思いを表すかのように、松下村塾での塾生たちへの松陰のあいさつは「お勉強なされい」でした。塾生たちの回顧談によると、そのあいさつ言葉は、決して命令口調ではなく、とても優しい口調だったそうです。「（松陰）先生は誰に対しても優しく、言葉遣いも丁寧であった」とも言われています。

松陰は、必要に応じて塾生と一緒になって汗を流すこともいといませんでした。有名なのは「相労役《あいろうえき》」という協同作業を取り入れたことです。安政五（一八五八）年春、入塾者の増加に伴い、手狭になった塾舎の増築をどうするか

が問題になったとき、師弟が一緒になって増築作業を行ったのでした。

建物の増築ですから、普通なら専門家に依頼して行うところですが、そこに松陰の教育的配慮があったのでしょう。ともに働き汗を流すことで、塾生たちはお互いの長所・短所をよく理解し、ものごとをともに達成することで、よりいっそう連帯感を強めたことでしょう。

また畑仕事や米つきなどの仕事も、教育活動の一環として行われていました。相労役には野外活動も取り入れられましたが、藩から自宅謹慎を言い渡されていた松陰は、自宅の敷地からの外出ができませんでした。そこで、塾生の中からリーダーを決めて剣術や水泳を行ったそうです。

このように、松陰の教育法は、個人指導と集団指導を組み合わせるという、今日の教育を想起させる内容だったようです。この「師弟同行」という松下村塾の風土が、江戸や京都、長崎など全国各地での塾生の集団活動に発展し、時代を変える起爆力となったのでした。

一人の患者に対して、複数名のチームで医療業務を行う看護師は、協同で患者さんに向き合わなければなりません。松陰の塾生とともに汗を流す精神は、使命感と連帯感とをもって行う看護の仕事には大いに参考になるでしょう。

各人の個性を見出し、愛情をもって、巧みにその個性を伸ばす

吉田松陰の著作に『福堂策《ふくどうさく》』という小論があります。そこにはこんなふうに書かれています。「人賢愚《ひとけんぐ》ありといえども、一二《いちに》の才能《さいのう》なきは無《な》し、湊合《そうごう》して大成《たいせい》する時《とき》は必《かなら》ず全備《ぜんび》する所《ところ》あらん」と。これを現代の言葉に意訳すると、「人間というものにはどんな人であれ長所や短所、あるいは才能が生まれつき備わっている。その持っている才能や長所を見出して、そこを伸ばす努力を怠らなければ、必ずその人なりの成長が期待できる」というような意味になります。

人には長所や短所はつきもので、欠点のない人間は存在しません。これは松陰の人間観、教育観を知るのに大事なことです。松陰はあらゆる機会をとらえて、塾生の成長手段を考えていました。

それは教育愛とも言えるでしょうし、あるいは「親の心」と言ってもよいかもしれません。塾生の一人ひとりにふさわしい字《あざな》を贈り、時にライバル心を持たせ

て、負けず嫌いをバネに奮起させるなどの手法を工夫して取り入れました。

一例を挙げると、松陰は大きく成長する素質があると見抜いた高杉晋作に、「暢夫《ちょうふ》」という字を贈りました。「暢」という漢字には成長する、伸びるなどの意味があります。

また高杉はプライドが高く、負けん気も強いところがありました。松陰はそれを踏まえて、彼のやる気をうまく引き出すために、久坂玄瑞《くさかげんずい》を引き合いに出して、二人をそれとなく比較しました。

例えば、高杉に漢詩を作らせて一旦は褒めて本人を納得させます。そうして褒め言葉の締めくくりに、「でも久坂君はもう少しうまい」というような言葉を添えるのです。このような方法を取り入れたことは、後になって高杉が江戸への修業に旅立つときに書き贈った、送叙文（出発にあたり、道中の無事を祈り、期待をこめて贈る激励文。はなむけの言葉）に見ることができます。

久坂玄瑞は高杉晋作より半年ほど先に江戸に修業に旅立ちました。そして高杉の進歩・成長は久坂との切磋琢磨《せっさたくま》による賜物で、ある時期から二人はお互いを高く評価し合うようになりました。

久坂への送叙文には、「防長年少中第一《ぼうちょうねんしょうちゅうだいいち》の人物《じんぶつ》」との高い評価も書き添えて、正直に自分の思いを書き表しました。松陰は、松下村塾でのライバル二人の成果を称え、真っ先に自分が誰よりも喜んでいることをそのまま伝えます。

「二人の優れた個性を持ったもの同士が力を合わせれば怖いものなしとなって、大きな力となるだろう。それを期待している」という自分の思いを込めて、「高杉君、頼むぞ」と激励の言葉を添えることも忘れませんでした。

一方で松陰は、江戸にいる彼らの先輩格の桂小五郎に「高杉と久坂の指導をよろしく頼む」と、萩での近況報告を兼ねながら、依頼の手紙をそっと書き送りました。

二人の優秀な弟子の成長を喜びながら、彼等を評して「他人《たにん》の駕御《がぎょ》を受けぬ高《こう》等《とう》の人物《じんぶつ》なり」と礼賛します。「人から一々指図されなくても自主的にものを考え、判断して、臨機応変な行動がとれる優秀な人物となった」と称えたわけです。

松下村塾でもう一人の松陰が愛してやまなかった弟子、品川彌二郎《やじろう》には「日《にっ》孜《し》」という字を贈りますが、その意味するところを説明せず、自分で考えさせました。そうしてしばらく経ってから説明します。「孜」には「勤め励む」という意味があります。優れた才能を持つ品川に、時に手抜きをして努力を怠る性癖があるのを見抜いて、それを戒めながら「日々勉励せよ」との願いと期待を込めたのです。

「学問《がくもん》の大禁忌《だいきんき》は作輟《さくてつ》（作鉄）なり」という松陰の遺した言葉があります。その意味は「学問に取り組むうえで、やったりやらなかったりすることが最もよくないこと」です。この松陰の願いは品川に届いたようで、それを証明するかのように吉田松陰の刑死後、大いに活躍することになります。

こうした師の愛情と激励が的確に塾生たちに伝わって、各人の個性をうまく伸ばしました。松陰の個別教育の特長は、「この人物はどのように導いてやったら大きく成長できるだろうか」を常に考えていたことにあります。

各人の個性を見出し、そこをきちんと指摘して各々に自覚を促し、ともに切磋琢磨するのです。そうして誰よりも先にその成長を褒め称え、喜ぶのが松陰でした。こうしたやりとりの中で、実は師である松陰自身が自己研鑽《じこけんさん》に励んでいたのだと思います。

人には必ず「この人ならでは」といった個性があります。個性豊かな人々によって構成される社会は多様性のあるものとなり、多様性の中にこそ大きな可能性が見出せるのではないでしょうか。

病院という職場にも、多種多様な個性を持った人がいると思います。その個性の優れた部分を生かして、伸ばしてあげることが大切です。また病院にも、それぞれの個性があるに違いありません。個性を生かすことは、存在価値を高めることにもつながると思われます。

「志」を立てることを最も大切にし、それを身をもって実践した

吉田松陰は、膨大な著述を遺しています。昭和の時代に、三度にわたって吉田松陰全集が刊行されました。それは、ほぼ十一巻にまとめられ、六千頁を超える一大著作集となっていますが、その中でもとりわけ代表的な、松陰の人間観を表す著作に『士規七則《しきしちそく》』というものがあります。

これは人間として、また武士としてのあるべき生き方の指針を、七則に集約してまとめたものです。そして最後にこの七則を三つに要約しています。

松陰の言葉をそのまま記してみましょう。「右士規七則《みぎしきしちそく》、約《やく》して三端《さんたん》となす。曰《いわ》く、志《こころざし》を立《た》てて以《もっ》て万事《ばんじ》の源《みなもと》となす。交《こう》を択《えら》びては以《もっ》て仁義《じんぎ》の行《こう》を輔《たす》く。書《しょ》を読《よ》みて以《もっ》て聖賢《せいけん》の訓《おし》へを稽《かんが》ふと。苟《まこと》にここに得《え》ることあらば、亦以《またもっ》て成人《せいじん》となすべし」。

これを現代の言葉に意訳すると、「以上の士規七則を要約して、三つの実践項

目にまとめると、立志、択交《たくこう》、読書となる。志を立てることが人間のすべての出発点（源）であること。人との交わりは慎重で、親愛（仁）と道理（義）に基づいた、立派な行為の補助とすること。書物をしっかりと読んで聖賢（孔子と孟子）の教えの現代的意義を考えること。そして、ここから人としての道を学び取るならば、人格・教養の完成した人といってよい」となります。

これが書かれたのが安政二（一八五四）年ですから、松陰が野山獄《のやまごく》に収監中に書かれたものです。人として大切なことを箇条書きにして、従兄弟の元服（今でいう成人式）を祝したものですが、このなかに「志を立てて以て万事の源となす」という名言が書かれています。志は人間のみが持つことができるものです。

こうした吉田松陰の人間観は、簡潔にして要を得たものであり、鋭く人間の本質を洞察し、それをわかりやすく表現したものとして、今日まで時代を越えて生き続けています。

松下村塾においても、この『士規七則』は教材としても盛んに使われました。志が、確たるものとして定められたならば、それをどのような困難に遭遇しても貫徹したところに人間・吉田松陰の真骨頂があります。

松陰の生涯は、ある意味では挫折の連続ともいえるものでした。しかし、それにめげることなく、一心に自分の志したものを追い求めた人生でした。松陰は自分の全人生を懸けて、日本の独立を守り抜くために、時に命がけの行動をします。「死をも恐れぬ生き方」というとオーバーに聞こえるかもしれませんが、実は松陰自身が詠んだ辞世の句が、その強い意志を表すものでした。

それをここで紹介してみましょう。「吾今国《われいまくに》の為《ため》に死《し》す、死《し》して君親《くんしん》に負《そむ》かず。悠々《ゆうゆう》たり天地《てんち》の事《こと》、観照明神《かんしょうめいしん》に在《あ》り」という漢詩です。これを現代の言葉に意訳すると「私は今こそ国家のために神明を捧げよう。たとえ死すとも忠君孝養《ちゅうくんこうよう》の道に外れることはない。永遠に果てしなく広い、この天地のことを思うとき、神々よ、私の志と行いの正しさをご照覧ください」（吉田松陰撰集）という意味になります。

松陰は、自分の生命があと数時間で断たれることを知りながら、朗朗と詠いあげたと伝えられています。これは驚くべき精神力です。一般の人であれば、死罪が申し渡されると、全身に力が入らず、立つことも、歩くこともできなくなるそうです。それに比べて、吉田松陰の精神力がいかに強靭なものであったことか。これはまさしく「自分の志に殉じた」ことでした。

江戸時代の幕府の対外政策では、海外渡航を厳しく禁じていました。それは、漁船で不慮の事故に遭遇して流されるままに漂流しても、処罰の対象とされたほどで、それが松陰のように自分の意思で行動したとあれば、当然死罪に相当するものだったわけです。

伊豆の下田港から米国の軍艦に自分の意思で乗り込み、西欧先進国のすぐれた国の姿を自分の眼で確かめようとした松陰の行動は、まさに命をかけたものでした。ここには松陰が信奉した陽明学《ようめいがく》の影響を見ることができます。

松陰が自ら書き表した「志を立てて以て万事の源となす」そのままの、信念に基づいた行動だったといえます。自分の命を賭しても、日本国を外国の侵略から守るのが私の志であると松陰はいっています。松下村塾の塾生は、そんな松陰に「志」を持つことを教育されたのです。

初心貫徹《しょしんかんてつ》という言葉があります。松陰の代表作として名高い『士規七則』の教え、志の大切さを、松陰は身をもって証明しました。人としての生き方を考えるとき、この言葉は大きな指針となると思います。

看護師という仕事は、「人の命を守る」という大きな使命をもった職業です。松陰の「志」に対する考えを深く学んでいただき、独自の「看護観」をぜひ持っていただきたいと思うのです。志を立てて、看護を生涯の仕事とし、社会に貢献できたら、それはすばらしいことだと思います。

学問のめざすものは、人とは何たるものかを学ぶこと

私たちは「学問」という言葉を聞くと、「特別な高尚なものである」という印象を受けます。ところが松陰が書き遺した、有名な『松下村塾の記』を見ると、「学問とは何か」がとても明解に説かれています。

この松下村塾の建学宣言に相当する『松下村塾の記』には、「学《がく》は、人《ひと》たる所以《ゆえん》を学《まな》ぶなり（学問とは、人とはどういうものかを学ぶものです）」と記されています。

まさに名言というにふさわしく、簡単・明瞭に学問の目的を伝えています。人間とはどういうものかを研究すること、それが最終的には学問というものの最も大切な目的である、というわけです。この学問観を松陰流の定義にしたがって深く考えてみると、その原点に、人間だけが持つことができる「志」があることがわかります。

さらに「奇傑非常《きけつひじょう》の人（とても優れた非凡な人）」をこの松下村塾から輩出してみせる」とまで言っています。読者は、何とも壮大な夢をめざしたものと思われるかもしれません。

しかし、これが単なる「大言壮語《たいげんそうご》（実力不相応な大きなことを言うこと）」ではないことは、松下村塾で松陰とともに学んだ塾生たちの多くが、西欧先進国からの侵略を阻止すべく、近代日本の実現のために命がけで行動した事実をみてもわかります。

激動する時代の中で、松下村塾出身の数々の人材が惜しくも命を落としましたが、維新を生き延びた人材の多くは、明治新政府で存分に活躍しました。内閣総理大臣を始めとする、五人もの大臣を誕生させたのです。まさしく松陰が語った「奇傑非常の人」を続々と誕生させた、と言っていいでしょう。

一方で、「教育は国家百年の計」の事業であり、松陰の志は多くの塾生によって継承されました。

人命の尊重を根底におき、患者さんへの貢献とその使命を果たそうとする看護師にとって、日々の業務の中で、「人とはどういうものか」を学び続けることは、よりよい看護への礎《いしずえ》となることでしょう。

読書で得た知識をさらに深く自分のものにするために「討論」を活発に行った

松下村塾の教育の特徴のひとつに、読書から得た知識をさらに確かなものにするために、積極的に活発な討論を取り入れたことがあります。

読書の方法も、会読《かいどく》（数人で読み合い、討論すること）、輪読《りんどく》（順番に読んで、討論すること）などの協同で行う学習方式を取っていました。さらに読んだものに対して討論を行うことで、自身の思考がより明確になるよう工夫を凝らしたのです。

また、活発な討論を行いやすいように松下村塾では、「塾生は皆平等」として身分制を取り払いました。士農工商《しのうこうしょう》という身分制度のあった江戸時代では、これはたいへんに画期的なことです。

そうした環境の下で塾生たちは遠慮することなく自らの意見を堂々と説明し、主張することができました。もちろん、そこには松陰も参加して、一緒になって討論し合い、相互啓発に努めたと言います。

これは、「私は教えることはできませんが、一緒に学ぶことはできます。だからともに励みましょう」と入塾希望者に説明したとおりの実践です。「言行一致《げんこういっち》（口で言うことと行動とに矛盾がないこと）」の師の姿に、塾生たちは松陰への信頼をより深めたであろうことが想像されます。

こうした松下村塾の教育の形態は、師と弟子がともに学ぶ「師弟同行《していどうこう》（師弟がお互いに教え合って、ともに学ぶこと）」そのものです。その中で、一人ひとりの個性を生かす教育が実践されました。看護師の仕事に例えるならば、先輩が新人をマンツーマンで指導するプリセプター業務にあたるでしょう。

松陰は塾生に、書を読んだら必ず要点を書き抜くことを読書法として勧めました。こうして松陰は、読書で得た知識をより深く自分のものにするために討論を活用したのでした。一八七〇年頃、米国のハーバード大学のエリオット学長が学生に活発な討論を採用したといわれますが、松陰は松下村塾において、それをすでに実践していたことになります。

多様な個性を持つ塾生の一人ひとりの長所を見抜いて、それを成長させる方向に導いた松陰。看護師の経験を積んで技術を習得し後輩を育てるときに、こうした松陰の教育方法は参考になるに違いありません。

身分を問わない、「横」のつながりを大事にした平等主義の教育

江戸時代は、「士農工商《しのうこうしょう》」という社会身分が固定化されていました。さらに武士の中にも、厳然とした身分差がありました。上士《じょうし》（身分の高い武士）、下士《かし》（身分の低い武士）、陪臣《ばいしん》（武士の家来）、足軽《あしがる》（最下層の武士）などです。このような身分は、生まれたときから決まっているものでした。

松陰は、松下村塾の中でこの身分制を取り払いました。学問に身分差別は不要、という考え方です。

身分階級は上下などの「縦」の関係ですが、松陰はこれを仲間という「横」の関係に置き換えて、各自が存分に学問に励める環境づくりを工夫しました。協同で学習するにあたって、身分制度はむしろじゃまなものであり、塾生の活発な人間的交流や絆を阻むものとなりかねないと考えたのです。

それを裏づけるように、「（松陰）先生は、誰に対しても優しく丁寧に接した」

と後に塾生は回想しています。弟子である塾生を「あなた」と敬称で呼んだことからも、それはうかがえます。

松陰は丁寧な言葉遣いで、塾生全員に平等に優しく接し、さらに一人ひとりの個性を尊重して、必ず長所を本人に伝えたそうです。相手の長所を見抜くこと、これは本当に相手をよく見なければできないことですし、長所を相手にきちんと伝えることも、やろうとするとなかなか難しいことです。

身分制によって辛い生き方を強いられた下層の人たちにとって、尊敬する師からそのように大切に扱ってもらえることが、どれほどの喜びとなり励みとなったかは、想像するにあまりあります。

人は「承認の欲求」といって、人から認められることに喜びの感情を持つものです。松陰は、こうした細やかな心配りで塾生と一緒に勉強し、ときに塾生と一緒になって汗をかく教育方法を実践しました。これを「相労役《あいろうえき》」といいます。

医師や患者さん、介護士、理学療法士、作業療法士、栄養士、ケースワーカーなど、さまざまな人たちとかかわる看護師にとって、松陰の塾生への接し方は、ひとつの指針になると思います。

学問のみならず、協同作業も師弟同行で行う、集団教育の実践を取り入れた

『松下村塾の記』（学問のめざすものは、人とは何たるものかを学ぶこと〈44ページ〉参照）や『士規《しき》七則《しちそく》』（「志」を立てることを最も大切にし、それを身をもって実践した〈40ページ〉参照）の名言からもわかるように、松陰は「人間とは何か」を明らかにしたいと考えていました。

人間のみが持つことのできる高い志をもって学問に取り組み、「人《ひと》たる所以《ゆえん》」を学ぶのが学問の本質と語ったように、「志」は松下村塾においては塾生同志の合言葉になりました。

人はどのように生きるべきかという、時代を越えた課題が松下村塾では盛んに論議され、弟子たちは自主的に自分の人生観を持つように導かれました。その上で松下村塾では、皆で学問するだけでなく、一体感をもって力を合わせて作業を行う「相労役《あいろうえき》」も取り入れました。

ともに働くために、塾では身分制を取り払って、塾生は全員平等であるとして、松陰は一人ひとりに平等に丁寧に接しました。そうした環境を作ることによって、塾生に対し、対等な関係を持って切磋琢磨《せっさたくま》し合うことを促したのでした。

松下村塾では、師が自ら進んで自身の真剣な生き方を見せ、それまでに培った経験を惜しみなく弟子に語りながら、師弟がともに学問や仕事に取り組みました。あるとき、松下村塾へ入りたいという希望者が次第に増加してきて、塾舎が手狭になったので増築をすることになりました。そして自分たちが学ぶ塾舎の建築という大きな仕事を、全員で成し遂げようと相談がまとまりました。

資材は近隣の廃屋の情報を集めて、それを安価で払い下げてもらって使用することになりました。図面こそ専門の大工に引いてもらいましたが、そのほかはすべて先生である松陰と塾生の協同作業で行われました。

柱を組んで屋根をふくのも、素人である塾生同志が工夫し合って協同で行うのです。松陰を含めて全員が大工になりきって、ともに汗を流そうということです。塾舎はもともと杉家（松陰の生家）の屋敷の片隅にあった農器具類を収納する物置小屋を改造したもので、それまで八畳の教室でした。これに十畳半を増築しようと計画されました。

塾舎を十八畳半に増築するために、松陰も率先して作業に加わりましたが、ここに何ともほほえましい逸話が残されているので紹介してみましょう。

増築作業の際、松陰がかわいがっていた品川彌二郎《やじろう》が、はしごをかけて壁塗りを担当しました。松陰は壁用にこねた材料を品川に手渡すために、長い柄の先に壁土を載せる道具を作り、二人で壁塗りをしていたときのことです。

松陰が差し出す壁土を受け取るときに、品川は誤って受け取り損ねました。そして、運悪くその壁土が松陰の顔に落ちてしまいました。恐縮しきって困惑する品川に向って、松陰は「彌二は師の顔に泥を塗るか」と諧謔交《かいぎゃくま》じりに笑って言い、品川を叱りはしなかったそうです。こうして全員の協同作業によって念願の増築が叶ったのですが、これは「相労役」の説明に、しばしば引用されるエピソードです。

このように師弟が一緒になって作業をし、労苦を分かち合い、何かを達成することで、松陰は、助け合い協力し合うことの大切さを塾生たちに相互認識させることを願っていたのです。

それはまさしく「集団教育」でした。そうして全員で達成感を味わい、喜びを共有することも人間教育の一環として大切にしました。

また畑仕事や米つきなども、松下村塾の重要な行事の一つで、松陰はこれらも重要な教育活動の一環と考えていました。萩地方には「台柄《だいがら》」という米つき台があります。この台の真ん中に鳥居《とりい》というものがあり、これに手をかけて体を支えるものなのですが、これに見台を工夫して取りつけて、書物を読みながら杵《きね》に体重を乗せて米つきを行ったといいます。

松陰の生家は半士半農だったので邸内が広く、春から夏にかけて雑草取りも塾生と一緒に行いました。松陰は、草取りをしながら、さまざまな話をして聞かせたようで、門下生の回顧談によると「先生の話がおもしろい」ので塾生は自然に松陰のそばに集まって草取りをしたそうです。

これらの話から連想されるのが、松下村塾では家族的な温かい雰囲気の中で、学習や協同作業を行っていたであろうことです。また松陰は、塾内の規則や礼法はできるだけ簡略化していました。

そういうことよりも、力仕事のような協同作業をともに行うことに主眼が置かれていたようです。人は一人で生きていけないことを、実体験させ、相互扶助《そうごふじょ》の意義を体得させたのではないか、と思います。

一人ひとりを大切にして、協同作業も師弟同行で行うこと。この逸話は看護師の方々にとっては、人の命を守るという使命を、協力し合って成し遂げることに通じるものがあると思います。「チークワーク」の大切さについて、松下村塾の教育手法に学ぶべきことは多いのではないでしょうか。

弟子たちに、愛情と期待のこもった激励文を書き与えた（送叙文を贈る）

日米修好通商条約の調印をめぐる問題、将軍後継者をどうするかを巡って、当時の日本は揺れ動いていました。調印を受け容れる考え（開国《かいこく》）と、米国の深謀を警戒してこれを拒否すべきという考え（攘夷《じょうい》）が沸き起こって、国内の意見統一のための収拾策が見出せない状態にありました。

今日からすれば、開国によって貿易を盛んにして国富の増進を図ることが常識と考えられますが、当時の徳川幕府は鎖国政策をとっており、これを守ることが幕府要職者の一般的な考え方でした。徳川家康から家光の将軍在任中に定められた法は、これを遵守することが当然という考え方が主流だったのです。

これに加えて、このときの将軍には世継ぎがいなかったので、次期将軍に誰を迎えるか、という問題も紛糾していました。八代将軍の徳川吉宗の血筋を尊重して紀伊和歌山から迎えようという井伊直弼《いいなおすけ》を始めとするグループ（南紀派《なんきは》）と、ペリー来航以来の困難な政治情勢を乗り切るには将軍の力量が必要との考えから一橋慶喜《ひとつばしよしのぶ》こそ次期将軍とするグループ（一橋《ひとつばし》派《は》）とが対立状態にありました。

ここから国内の錯綜した意見を収拾するため、朝廷の裁可を得ようとの提案がなされました。そして、時の老中であった堀田正睦《ほったまさよし》が京都に出向いて「勅許奏《ちょっきょそう》請《せい》」をします。しかし幕府のもくろみは実現しませんでした。孝明天皇《こうめいてんのう》は再度の審議を求められても、やんわりとそれを拒否したのです。

この一件から、それまで政治権力を独占してきた徳川幕府に対して朝廷の権威が急浮上してきます。吉田松陰は敬神家の父のもとで育ったので、朝廷の意見を尊重すべきだとする立場に立ちます。また松陰は、京都にあって尊王攘夷《そんのうじょうい》派《は》と呼ばれる人たちとも、交友関係がありました。

松陰としては混乱する江戸や京都の情勢をどうしても知りたいとの思いが強く、門下生を修業の名目で派遣することになります。彼らには、修業と同時に情報収集という重大な役目が課されました。

松陰自身は謹慎を命じられている身ですから、自身は自宅からの外出でさえ禁じられています。そこで、彼らに渾身の思いを込めて「送叙文」（出発にあたり、道中の無事を祈り、期待をこめて贈る激励文。はなむけの言葉）を贈りました。

西欧先進国からの日本侵略が迫っていると危惧する松陰は、彼らからの情報提供に期待するしかありません。表向きは修業が有意義に達成されることを願いつつ、自分の思いも胸に秘めて筆を起したのに違いありません。

高杉晋作には、その出会いから説き起して、長い道中の安全を期し、修業目的や使命を託した送叙文を書き贈っています。本当に愛情のこもった文章で、これを受け取った高杉はさらなる奮起を誓ったことでしょう。

入江杉蔵《いりえすぎぞう》や高杉晋作に書き贈った送叙文は、教育的価値の高い名文として、また詩的な格調の高いものとして知られています。江戸に向けて旅立つ入江に送った送叙文の末尾には、こんな文が書かれています。

「杉蔵往《すぎぞうゆ》け。月白《つきしろ》く風清《かぜきよ》し、飄然馬《ひょうぜんうま》に上《の》りて、三百程《さんびゃくてい》、十数日《じゅうすうじつ》、酒《さけ》も飲《の》むべし、詩《し》も賦《ふ》すべし。今日《こんにち》の事誠《ことまこと》に急《きゅう》なり。然《しか》れども天下《てんか》は大物《おおもの》なり、一朝奮激《いっちょうふんげき》の能《よ》く動《うご》かす所《ところ》に非《あら》ず、其《そ》れ唯《た》だ積誠《せきせい》之《こ》れを動《うご》かし、然《しか》る後動《のちうご》くあるのみ」（安政五年七月一一日）名文ですね。

これを現代語に意訳すると、次のようになります。「杉蔵君、頼んだぞ。空には月が白く輝き、風も心地よいだろう。ひらりと馬にまたがっての江戸往きは三百里ほどで、十数日ほどを要するだろう。道中で酒を酌み交わすに足る人に出逢えたら、それもよし。思いを漢詩に托して詠むのもよい。今日の政治情勢は緊迫している。しかし、世を変革するのは極めて難しいぞ、わずかの間で変革はできるものではない。誠（良心）のこもった行動を積み重ねることが大事なのであり、その結果として時勢の変化が生じるのだ」というほどの意味になります。

実際、この送叙文を書き贈った二日後に、松陰は『大義《たいぎ》を議《ぎ》す』という建白書《けんぱくしょ》を藩主宛てに書いています。この小論は、松陰がはじめて「朝廷の意見」を尊重しない将軍は「賊」であるとして「討つ」こともやむを得ないと記した、激しい文意の建白書でした。

この背景には、前月に幕府の井伊大老が朝廷（天皇）の裁可を得ぬままに、米国との条約を調印したという特別な事情がありました。その五日後に、江戸に出発する高杉に贈った送叙文も読む者を感動させます。

彼との出会いから語り起こし、本人の努力を称え成長をともに喜び、先に江戸へ旅立っていた久坂玄瑞《くさかげんずい》たちと力を合わせて難局に対処することを必死に願う心のこもったものでした。後年、松陰の死後、二人が大車輪の活躍をしたことは、こうした松陰の憂いと門下生への教育愛を深く受け止めたからに違いありません。

人材育成のお手本として、松陰の送叙文は、私たちに多くの示唆を与えてくれます。手紙というのは、人に深い感銘を与えるものです。時には、部下に心のこもった手紙を書いてみるのもいいかもしれません。

各地からの情報を工夫して収集し、それを共有して、その情報を教育に活用した

松下村塾には「飛耳長目帳《ひじちょうもくちょう》」といって、江戸や京都へ修業に送り出した門下生からの書簡や、松陰自身の人脈を活用して収集した情報をまとめたものがありました。

収集した情報を小冊子に綴じて松下村塾の入口に置き、塾生全員がいつでも読めるようにしていたそうです。現代風にいえば、新聞の切り抜きを集めたようなものだったのでしょう。

これには、国内の政治情勢が緊迫する中、江戸や京都、大坂の政治状況や西欧諸国の動きなどをいち早く知りたいという、松陰の意図がありました。松下村塾では、これらの情報は生きた教材として、活用されました。

塾生は各自の理解に応じて松陰や仲間との討論、意見交換をして活発な議論を交わしましたが、その中で情報に対する理解力や、判断力を養ったのでしょう。

今日では情報の大切さは誰もが認識するものですが、情報伝達の手段の発達していなかった当時においては、これは画期的なものだったといえます。そうした観点からすれば、松陰の松下村塾での教育は際立って現代的な工夫を凝らしたものでした。

外国との条約締結を、軍事力を背景とした「武威に屈した」結果と認識していた松陰は、日本がアヘン戦争に負けた清の二の舞いとなることを危惧していました。清国のアヘン戦争後の処理は、強制的な開港、香港の租借という名目でしたが、実質は侵略的な植民地化でした。これを修業時代に研究した松陰は、幕府は今後の外国への対応をどのように進めていくのかと憂いたのです。

また、塾では『坤輿圖識《こんよずしき》』という当時の世界地図を活用して、世界の情勢を知るという手法も取り入れました。そして、自らの修業時代に研究した、アヘン戦争の情報を始めとする世界の動きを、地政学的見地からも具体的に学ばせました。

この当時は西欧の列強の東アジアへの進出が著しく、日本に開国を迫ってきた西欧諸国の最新の動向や情報を、塾生全員が共通して認識できるように工夫したのです。

萩という江戸から遠く離れた場所であっても、門下生や知人からの手紙で最新情報を取得できるわけです。門下生からの「江戸情報」は、松陰自身にとってはもちろん、塾生にとっても非常に価値のあるものでした。

質のよい確かな情報を収集するには、人に信用されることが大事ですから、人としての修練を積むことも求められました。『士規七則《しきしちそく》』にしめされたような、松陰が塾生に求めていた成人となることが、こうした厳しい情勢の中で、有用な人材として活躍できる人格を形成すると考えたのです。その結果、松下村塾にいながらにして江戸や京都の情勢や動向を知り、その情報をどのように受け止めるかといった学習が、松下村塾ではなされていました。

藩校である明倫館《めいりんかん》での儒学の修得を主眼とした学問に飽き足らなかった高杉晋作が、親の反対を押し切り、夜になって松下村塾に通ったのは有名な話です。それだけ、高杉をはじめとする「高い志」を持った人たちにとって、松下村塾は魅力ある塾だったのでしょう。

さらに大切なことは、諸外国との接触によって「国家・国民」という意識が塾生たちに芽生えたことです。自国が諸外国から侮りを受けることの屈辱や、今日でいう国際感覚が自然に養われていったであろうことも、想像に難くありません。

そして、多くの松下村塾の出身者たちは、明治維新《めいじいしん》後の日本で国家指導者的地位について、近代国家の創出に大きな貢献を果たしました。吉田松陰の教育は、知識偏重《ちしきへんちょう》ではなく、実際に役立つ実学を積むことに主眼があったといってよいと思います。

松下村塾で家族のような雰囲気と人間関係に配慮したのは、人間同士が信頼し合うことの大切さを塾生に実感させたことでしょう。その意味で、塾生に陰に陽につくしたといわれる松陰の母も、松陰の教育に対するよき理解者であったといえるでしょう。

看護師の方々が、「志」をもって自らの職業として選んだ、看護という仕事。最新の医療や技術の進歩をいち早く学んで身につけることには、松陰がめざした「全人教育」的発想が求められることになるでしょう。

患者の情報をいち早くつかんで治療に活用するために、患者やその家族、関係スタッフと、情報を的確に共有し、仕事に生かすことが、非常に大切なことです。吉田松陰の情報収集とその共有法に、何かのヒントが得られるのではないでしょうか。

『留魂録《りゅうこんろく》』という遺書によって、自分の教育を完成させた

安政六（一八五九）年、江戸に召喚された松陰は、幕府から取り調べを受けますが、松陰の説明によって疑いは晴れました。

しかし萩で謹慎中《きんしんちゅう》にもかかわらず江戸情勢等に詳しいことをいぶかった奉行から、七月九日に誘導尋問がなされて、松陰は奉行の導くままに老中の要撃《ようげき》（待ち伏せして攻撃すること）計画を自白してしまいます。

その自白に衝撃を受けた奉行たちは、松陰が藩邸に戻ることを差し止め、小伝馬町の牢獄行きを命令します。その後、数回の呼び出しを受けますが、奉行たちは特別な尋問も行いませんでした。

ところが十月十六日の取り調べでは、一転して厳しく、これまでの自白をもとに作成した調書を提示して承認を求めます。それは以前の松陰の自白とは異なるもので、松陰はそれを書き改めるよう抗弁しますが肝心の文言は訂正されませ

ん。そこで松陰は死罪を確信します。

そうして、処刑されるまでの十日間に親族や門下生宛てに手紙を書きます。最後に、遺書ともいうべき『留魂録』を処刑の前日に書き上げたのです。

そこには、自分の志を継承してくれるよう願った松陰の胸中が綴られていました。自分の死が決して無駄ではなく、自分の志を門下生が継承することによって、宿願が果たされることを確信した内容でした。

松陰は、翌日の処刑を覚悟しながら、「志の継承」の意義を切々と説きます。これは二通書かれました。役人に没収されることを危惧した松陰は、遠島が決定していた牢名主にもう一通を託しました。これを読んだ門下生は奮起して、大政《たいせい》奉還《ほうかん》までの動乱の時代に華々しく活躍したのです。

松陰は『留魂録』を書き残したことで、自身の願う教育を完成させ、永遠の人となりました。看護業務も、命のバトンを次世代につなぐ仕事と言えます。そして人類の繁栄に役立つという達成感は、何物にも優る尊いものだと思います。

短所の矯正よりも、長所を伸ばすことに重きをおいた、高杉晋作の育成方法

松陰は人に対する洞察力が優れていました。高杉晋作と一面識で、この人物は将来大きく育つと確信したそうです。惜しむらくは、高杉は少し頑固で、プライドが高く負けん気の強い人物でしたが、育て方次第では時代を動かしうる人物に成長する可能性を秘めていることを見抜きます。

「角《つの》を矯《た》めて牛《うし》を殺《ころ》す（牛の曲がっている角をまっすぐに直そうとして、かえって牛を死なせてしまう）」ということわざがあります。その意味は、「人は長所や短所を誰もが持っているが、短所を矯正することで長所までも失わせてしまう」ということです。

高杉晋作は、松下村塾の中でも最も高い身分の武士でしたが、一人息子としてわがままいっぱいに育てられ、塾内でも仲間と「そり」が合いませんでした。心配した桂小五郎が、松陰に高杉の頑固な性格を「矯正すべき」と相談します。

しかし松陰は、短所を矯正するよりも、長所を伸ばすべきと考えていました。頑固という短所は、別の側面から見れば、意志のかたさという長所でもあります。松陰は、「十年後に国家の大事をなすときには、私は高杉に相談する」と答え桂を説得した、という逸話が残されています。

そして高杉は、久坂玄瑞《くさかげんずい》とともに大きく成長を遂げます。有名な『高杉暢夫《たかすぎちょうふ》を送《おく》る叙《じょ》』で松陰ははっきりとそれを認め、江戸へ修業に出る高杉に最大限の愛情をこめた激励文を送り、今後の活躍を期待します。

尊敬する師から高く評価され、期待のこもった激励と使命を与えられたことで、高杉はさらに大きく成長し、久坂玄瑞と並んで「松下村塾の双璧《そうへき》」と呼称されるようになります。高杉は、松陰の志をよく受け継いでその期待にたしかに応えたのです。

この高杉と久坂の人材を見抜き、大輪の花を咲かせた松陰の教育手法は「教育者・吉田松陰」の名を不朽《ふきゅう》にしました。人材育成には、その人の素質を見抜いて、長所を見つけることが大切です。

長所をよく理解して最大限の能力を発揮させ、ともに喜ぶ松陰の姿に私たちは大いに学ぶことができるでしょう。看護のみならず、さまざまな職場の人材教育において、松陰の育成方法は大いに参考になることと思います。

誰にでも平等に接し、人間愛にあふれる教育を行った

松下村塾の特徴のひとつに、「平等主義」があります。身分制度の厳しかったこの時代に、「塾生はみな平等」であるとして差別を排したことは、非常に画期的なことでした。

縦社会が普通だったこの時代に、松下村塾は横社会で、塾生全員が同志であるとして、お互いが切磋琢磨《せっさたくま》する教育環境を作ったのです。門下生だった人物の回顧談によると「先生は言葉も態度も丁寧で、誰にでも親しく指導してくれた」そうです。

まさに松下村塾では、それが特別なことでなく当たり前のことでした。人はともすれば好き嫌いといった感情が優先して、誰にでも親切に接することが難しいことは誰もが経験していると思います。

ところが吉田松陰という人は、博愛主義者のような一面を持つところがあった

ようで、江戸時代に存在した士農工商《しのうこうしょう》の階級に属さなかった身分の人でも堂々と自宅に宿泊させたことがあります。

吉田松陰の著作に『討賊始末《とうぞくしまつ》』という小論があります。これは身分上に特別な扱いを受けていた父と弟が他藩の人物から殺害され、夫も深手を負いました。その無念を晴らそうとして妻がその仇討《あだう》ちを申し出て日本中を探し回り、苦節十二年の長きにわたって探索を続けた結果、ついに居場所を突き止めました。この妻の夫に対する仇討への執念と行動を称えた碑文を書くため、松陰は宿願を果すまでの苦労談を、この婦人から聞き取ったのでした。

この松陰の書いた碑文は、現在山口県に大きな碑が松陰死後に建立され、松陰の身分を越えた人間愛を実証しています。そうしてこの女性を良民に格上げした藩政府の顕彰《けんしょう》の行為も快挙として称えているのです。

こうした松陰の人間性が、そのまま松下村塾において「出身階級を越えた平等」な関係につながり、塾生同志の相互信頼に大きくかかわっていたことは言うまでもありません。

このような環境づくりをしたことで塾生間には、お互いの身分にかかわる意識がなくなり、活発な討論や議論が遠慮なく行えました。こうした松陰の教育に対する考え方は、現代にも通じるものがあります。まさに時代を先取りしたかのような優れた発想に基づいて、松下村塾の教育は行われたのでした。

入塾希望者の訪問を受けたときに、松陰が「教えることはできないが、一緒に勉強することはできる」と答えたことに偽りはなく、松陰と弟子たちは、同志あるいは仲間という感覚で触発し合い、学び合いました。

そして松陰は、塾生を「あなた」と尊称で呼び、自分を「僕」と呼んで、決して尊大な態度はとりませんでした。

こうした松陰の考え方の象徴が、教室に教壇や見台がなかったことです。これは、師弟はともに学ぶ者同士であるという松陰の考えによるものでした。松陰は、必要なときには気軽に塾生の隣に座り、一緒になって語り合い、勉強するのが常だったといわれています。

これらから想像されることは、師弟がともに学び、悩み、生きることを日々の実践の中で共有したということです。「教えて・教えられる」という姿勢は塾生との信頼関係へと発展し、松下村塾は、近隣でも評判の高い塾へと変貌を遂げていきます。

松陰は塾の中では普段は寡黙で、塾生から問われると「日常で多言をすると体の中に充電した気が失せてしまう」と答えていたといいます。静かでありながら気合のこもった、形式よりも実質を重んじる松陰の姿が想像されます。

松陰のめざした教育は人間教育を主眼に置いたもので、自身がめざした「修己《しゅうこ》治人《ちじん》」にありました。自分を修《おさ》めて家が斉《ととの》い、そして国が栄える、ということが松陰の信念だったのです。

松陰の教育は、「塾生一人ひとりに丁寧で親切であった」との門下生の話そのままに、平等と公平を実践したものでした。そして時には父のように、兄のように、惜しみない愛情を注いで、協同学習を積み上げていくというものでした。

塾生の希望に応じて「字《あざな》」を贈り、各人の自主的な学習意欲を引き出して、松陰がめざすところの人間形成を具体的に指導したといえます。高杉晋作に「暢《ちょう》夫《ふ》」という「字」を贈った松陰の心は、将に成長への期待を込めたものでした。「暢」という文字には「成長する・のびる」という意味があります。とりわけ、高杉の高い潜在能力に期待した思いが伝わってきます。人材育成に対する松陰の深い思いは、こうした行動によって自然に塾生に伝わったに違いありません。「人材育成は松陰に学べ」といわれます。看護師の皆さんにも、こうした松陰の人材育成術は、さまざまな示唆を与えてくれるものであろうと思います。

「お勉強なされい」とやさしく語りかけ、温かく見守った

松陰は、普段の形式にはあまりやかましくなかったようです。

松陰の書き遺した『諸生《しょせい》に示《しめ》す』という小論では、「村塾礼法《そんじゅくれいほう》を寛略《かんりゃく》し、規則《きそく》を排落《はいらく》するも、以《もっ》て禽獣夷狄《きんじゅういてき》を学《まな》ぶに非《あら》ず（松下村塾の礼法は簡略化し、規則を排するが、鳥や獣、野蛮人とは何たるかを学ぶのではない〈正しい人の道を学ぶのだ〉）」と言っています。これを裏づけるように塾生の回顧談でも、塾におけるあいさつは目礼程度でよかったと回想されています。

松陰は、塾生が三々五々やってくるとにこやかに迎えながら、「お勉強なされい」と優しく声をかけて、「さあ、皆で勉強しましょう」と呼びかけていました。松陰はいつも柔和な顔と、丁寧な言葉遣いで、決して大声でどなったり、叱責したりすることはなかったそうです。

普段から柔らかい物腰で、塾生が困っていることを察すると、そっと横に座っ

て話しかけながら、わかりやすく気軽に説明をしてくれたといいます。

また、習字の書き方も一度墨を筆に含ませたら、途中で文字がかすれてもそのまま筆を走らせてよいのだということを、自ら塾生の手を取って教えてくれたそうです。寸暇《すんか》を惜《お》しんで勉学に励む塾生たちの姿に素直に喜びを見せ、その成長を頼もしく見守っていました。

あるとき、新年のあいさつに訪れた最年少の塾生が、「あいさつが済んだら、勉強を教えてほしい」とお願いすると、松陰は非常に喜びました。そして、さっそく二人で勉強を始め、それが終わると「群童《ぐんどう》に魁《さきがけ》（若い塾生仲間、あるいは少年のお手本として仲間に抜きん出る）」という称賛の言葉を書き与えてくれたことがあったそうです。

こうしたわずかなことも見逃さず、塾生の勉学意欲に応えた逸話が残されています。一人ひとりを大切にしながらともに学ぶことで、必然的に師弟間に深い信頼関係が築かれていったのです。

誠意をもって弟子に対応し、心を通わせていったのが松陰の教育でした。誠意をもって行えば、どんな困難なことでも成し遂げられる、という考えは、松陰のモットーでもありました。

教材は先生が選び、塾生にも選ばせて、その成長を喜んだ

松下村塾の初期にやってきた、吉田稔麿《よしだとしまろ》という若者との教材をめぐる逸話が残されています。

最初に松陰が吉田にすすめたのは、韓退之《かんたいし》（中国、唐代中期の文学者、思想家、政治家）の『書《しょ》を城南《じょうなん》に読《よ》む』という詩でした。しかし稔麿からの返事は、「私はこんなことを勉強しにきたのではない」とのこと。

そして次に、孟子（中国、戦国時代の思想家）の『百里奚《ひゃくりけい》諫《いさ》めざるを以《もっ》て智賢《ちけん》と為《な》すを論《ろん》ずる』を読ませると、吉田は「諫《いさ》めず死《し》せず、何《なに》を以《もっ》て智賢《ちけん》と為《な》さん（主君を諫めてもしかたないとして、諫死《かんし》〈死をもって主君を諫めること〉もしないで、自分の国を捨てて他国に去り、宰相となったような人物が忠臣と言えようか）」という感想を松陰に語ります。

松陰はこの吉田の言葉にとても喜び、吉田の明解な勉学志向を確認できたと

言ったそうです。以後、吉田稔麿は「松下村塾の四天王」の一人として成長し、松陰に「他人《たにん》の駕御《がぎょ》を受《う》けず高等《こうとう》の人物《じんぶつ》なり（人から指図されて行動するのでなく、自分の判断で行動できる優秀な人間）」と言わしめるほどに成長しました。

後に松下村塾にやってくる、久坂玄瑞《くさかげんずい》、高杉晋作、入江九一《いりえくいち》なども皆自分の考えをしっかりと持っていて、松陰はこういった人物を特に愛したようです。彼らは、まさに松陰の愛弟子でした。

松陰が書いた『子遠《しえん》に告ぐ』という小論を見ると、自分が育成した人物の成長を喜び、塾生の学問が進み実力がついてくると、次はどういう本を読んだらよいかを自ら選んだそうです。

また、戦記物を読むときなどは、「毛利に関連したところから勉強しよう」と言って、関連する部分のみを読むなど、ときによっては教材を最初から最後まで読むことはしませんでした。

患者さんへの生活や食事などの指導・教育も、看護師の大切な仕事のひとつです。患者さんへの精神的ケアを行いながら、看護コミュニケーションを大切にする方々には、とても参考になる逸話だと思います。

塾生の人間的成長をともに喜び、それがさらなる成長を促した

　安政五（一八五八）年七月、高杉晋作が江戸に修業に向かうときに松陰が書き与えた送叙文（出発にあたり、道中の無事を祈り、期待をこめて贈る激励文。はなむけの言葉）に、高杉の成長を喜ぶ様子がはっきり書かれていますので、少し引用してみましょう。

「（入塾して）未《いま》だ幾何《いくばく》ならずして、暢夫《ちょうふ》（高杉）の学業《がくぎょう》暴《にわ》かに長《ちょう》じ、議論《ぎろん》益々《ますます》卓《たか》く、同志《どうし》皆為《みなため》に衽《えり》を斂《おさ》む。余事《よこと》を議《ぎ》する毎《ごと》に多《おお》く暢夫《ちょうふ》を引《ひ》きて之《これ》を断《だん》ずる……（入塾して日も浅いのに、暢夫の学業はたちまち進歩し、議論もほかの者よりはるかに優れてきて、同士たちは皆、衣服や態度を改めて、高杉に敬意を表すようになった。私は、議論をするたびに、いつも高杉の議論〈論法、考え方〉を引用して、結論を出す）」。

　松陰は、入塾以来の高杉の見事な成長を喜び、かつ信頼を寄せて相談までして

いると言うのです。さらにプライドの高い高杉に対して、久坂玄瑞《くさかげんずい》を常に引き合いに出し、競争心を持たせたことも正直に書いてあるので、松陰の願っていることが大変わかりやすいわけです。

高杉の成長を促すために引き合いに出された久坂も、松陰からの信頼が厚いことは高杉も知っているのですが、江戸に行ったら唯一の友である久坂を交えて皆で語り合い、力を合わせて世の中の役に立つよう願っていることも忘れずに書き添えています。

松陰からの信頼が絶大であることを、書面を以て告げられた高杉の喜びもさることながら、書き与えた松陰本人が喜んでいるのです。

この『高杉暢夫《たかすぎちょうふ》を送《おく》る叙《じょ》』は松陰が弟子に書き与えた文の中でも、教育的価値の高い名文と評価されています。また久坂玄瑞と高杉晋作を評して「松下村塾の双璧《そうへき》」と呼称されるのも、この送叙文に書かれたことからうなずけます。

松陰は塾生たちの成長をともに喜び、それがさらに塾生たちの成長を促しました。師弟愛に満ちたこの送叙文が、教育における愛情や情熱の大切さを教えてくれます。後輩の成長を感じたときには、ぜひ言葉にして本人に伝えてあげてください。

自分の睡眠時間よりも、深夜に訪ねてくる塾生の勉強を優先した

塾生は、自分自身の都合に合わせて松下村塾にやってきます。午前中に仕事の合間をぬって来塾する者もいれば、午後になってからやってくる者もいる、といった具合でした。

なかには、高杉晋作のように夜遅くなってからこっそりやってくるというケースもありました。これは、高杉の父親が、周囲から危険視されていた松陰との接触を嫌ったという事情があったからでした。

高杉家は、毛利藩の家臣団の中核をなす「大組士《おおぐみし》」に属する名門でした。本来ならば、こうした私塾で学ばなくても、れっきとした藩士の教育機関である藩校「明倫館《めいりんかん》」で学問に励めるのです。しかし、名家に生まれ一人っ子でわがままいっぱいに育てられた高杉は、藩校のような型にはまった窮屈な校風になじめず、もっぱら剣術に夢中になっていたそうです。

そこに、吉田松陰という一風変わった人物が学問を教えていることを、友人の久坂玄瑞《くさかげんずい》から教えられた高杉は、とても興味をそそられました。しかし父親の眼が光っているので、白昼堂々と松下村塾に通うことはできませんでした。そこで一計を案じて、父親が寝静まった夜遅くを見計らって、松下村塾に通うようになりました。

松陰は、初対面の高杉を「これは、ただものではない」と見抜いたそうです。素質充分と見込んだ塾生が現れたのです。松陰の喜びは大変に大きかったと、後に告白しています。ですから高杉が夜遅く塾に現れても、松陰はいつも気さくに応じてくれました。

そうして、高杉には大変な期待をもって、ときに松陰自身の課題までも相談しながら時勢を語り合い、「あなたならどうしますか？」と問いかけたようです。このことは後に、松陰が高杉に書き与えたものに書かれています。

看護という仕事は、大変な激務です。時間にも追われていることでしょう。しかし、相手を思って時間を費やし、愛情と期待をもって育成すれば、相手はきっと、それに応えてくれるはずです。睡眠時間を割いても、喜んで有望な塾生の指導にあたった松陰に見習いたいものです。

塾生の理解度を高め、自身の進歩を実感できるよう、読書の方法を工夫した

松陰は、読書をしたら必ず大切なところは抄録《しょうろく》（書き抜くこと）するように弟子たちに指導したそうです。

これは松陰が自分自身の体験から、この方法がよいと実感していたからです。その抄録を学問が進むにつれて読み返してみると、最初の頃との理解度の違いが自分で確認できます。自分自身の成長を、記録という具体的なもので実感することができるのです。

進歩した自分を確認できることは、塾生にとっては大きな喜びとなります。ときに師と一緒になって本を読み、感想を述べ合ったり、討論をしたりすることによって、塾生の読書への関心はさらに深まります。

このような塾での学習形態が、さらに塾生たちの向上心を促し、それを松陰がほめ称えるという教育手法でした。松陰は決して高慢な態度はとらず、塾生と同

じ目線で読書に励みました。

「ともに成長したい」という松陰の思いは、当然、塾生に伝わります。その結果、塾生の松陰に対する信頼はますます深まります。そして自然と、学問への意欲が高まります。

松陰は、読書魔といえるほど多くの本を読んだ人でした。松陰全集には、松陰が書いた自身の読書記録が残されています。それによると一年二か月に及んだ野《の》山獄《やまごく》収監中に、なんと六百十八冊もの本を読破したことが書かれています。

この記録は『野山獄読書記《のやまごくどくしょき》』というのですが、これを読むと松陰自身の読書傾向の変遷がたどれます。その松陰から称賛されるわけですから、塾生たちは松陰との会話を楽しみにしていたようです。

このように師弟がともに読書に励んだことが、型にはまった藩校の学習方法との違いを際立たせています。看護師にとっても、仲間と切磋琢磨《せっさたくま》しながら、絶えず自分を成長させることが大切なのは言うまでもありません。仲間とともに学び、その成長を互いにほめ称え、喜び合うことができたら、これほど幸せなことはないでしょう。松陰の足跡は、人はどうしたらともに楽しく学び合い、成長することができるのかを、私たちに教えてくれます。

column

メディアに登場する吉田松陰

　これまで吉田松陰は伝記や解説本、ドラマ、小説や歴史雑誌などに数多く取り上げられてきました。松陰に関する本は、現在まで300冊を超え、NHKの大河ドラマでも『花の生涯』や『花神』、『花燃ゆ』に登場しました。生涯が短かったために主人公として制作されたものは少なく、山口放送で放映されたものがDVDになっています。

　現在は昭和10年代に続いて、第二次吉田松陰ブームといわれており、毎年何らかの松陰に関する書籍が出版されています。

　私の書棚にも200冊近い本や雑誌が並んでいます。

　また個人としては大変に珍しく、昭和11年と14年に岩波書店から、そして昭和48年に大和書房から、松陰の全集が三度も出版されました。大和書房版はその後も改訂版が新しく出ていて、今日でも購入できます。

　吉田松陰の人気の秘密は、誠実な私心のない生き方、そして人材育成のすばらしさにあるといえるでしょう。その多くは「松陰精神」を称えるものとして書かれているようです。

3

看護師の心に響く松陰の名言20

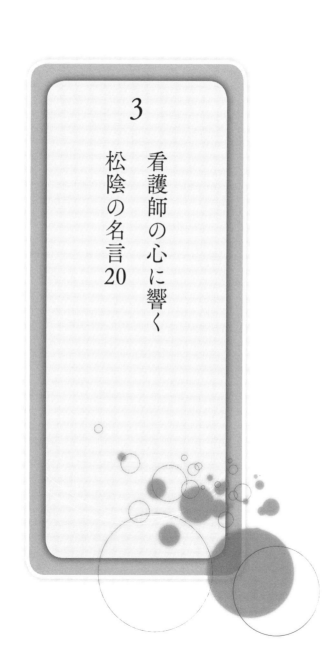

名言 1

凡《およ》そ生《う》まれて人《ひと》たらば、宜《よろ》しく禽獣《きんじゅう》に異《こと》なる所以《ゆえん》を知《し》るべし。

（士規七則《しきしちそく》）

〔現代語訳〕

人として生まれてきたならば、動物とは違う、人として大切にすべきことを知るべきです。

松陰は、家族や周囲の人たちへの愛情・思いやりがいかに大切かを説きました

吉田松陰の親族は大変に「家族愛」の豊かな一族でした。親子、祖父母、兄弟、親戚の関係は大変に仲睦まじいものだったそうです。江戸時代は「朱子学《しゅしがく》（儒学の一派）」に学ぶことが尊ばれ、それは、お互いを信頼し合って生きるとい

う儒学の教えでもありました。

儒学とは、「人としての徳を備えるため」に必要なことを体系化した哲学です。儒学の始祖である孔子の言葉をまとめた「論語」を読んでみると、人として誠実に生きることの大切さを説く名言が連なっています。

この現代に儒学の教えをそのままに受け入れて生きることを勧められると、古風な教えのように受け取られかねません。ですが、本当にそうでしょうか？　振り返って思いをめぐらせてみてください。両親や兄弟、親族に恵まれて今の自分があり、人は一人で生きていけません。こうした教えが儒教では「長幼《ちょうよう》の序《じょ》」といって大切にされました。

「人の命はかけがえのないものである」との教え、これを松陰の親族は自然に受け入れていました。愛情を大切にすること、皆で助け合って生きることの大事さを、感じ取って松陰は育ちました。「禽獣と異なる所以」を心得ることを説いた松陰は、こうした親族の愛情を一身に受けて成長したのです。

この「士規七則」は、従兄弟の「元服《げんぷく》」、今でいう成人式を祝して書かれたものです。これが、松陰が政治犯として「藩獄《はんごく》（藩の牢獄）」にいたときに書かれたものであることを想像してみてください。自分が非常に困難な境遇にありながら「他者を思いやる言葉」を書いた松陰の人柄に学んでいただきたいものです。

名言 2

志《こころざし》を立《た》てて以《もっ》て万事《ばんじ》の源《みなもと》と為《な》す。

（士規七則《しきしちそく》）

〔現代語訳〕

志を立てること、それがすべてのことの源です。

志を持つこと、目的や目標を思い定めることからものごとは始まるのです

吉田松陰のことを勉強しようとすると、この言葉に必ず出会います。この言葉は「松陰の名言」としてもっとも有名なもののひとつです。「『志』を立てることは人間しかできない。そしてそれを貫くことが『人としての道を歩む』ことになって価値があるのだ」と松陰は言っています。

かつての日本では、人生の目標を「末（将来）は博士か大臣か」と言って志や夢を実現する生き方が理想とされたときがありました。自分の人生は、自分で「志」を立てることから始まります。志が強固であれば、人生の艱難辛苦《かんなんしんく》にも耐えられます。

しかし、松陰の生きた江戸時代には、士農工商《しのうこうしょう》という身分制度があったため「職業選択の自由」がありませんでした。当時は、仕事も生き方も、自分で選ぶことはなかなか難しい時代だったのです。

それでも松陰は身分を問わず、志を持つことの大切さを説きました。その結果、農民の生まれであった伊藤博文は総理大臣にまで登りつめ、そのほかにも数々の英傑が松下村塾から巣立ち、幕末や明治の世で活躍しました。

あなたも志をもって、看護師という仕事を選んだはずです。自分の志を最後まで貫きましょう。人生には辛いことや苦しいことがつきものですが、それに負けることなく仕事を全うできたとき、あなたは心の底からの喜びと「達成感」を味わえるでしょう。貴重な経験が自分の秘かな誇りとなり、その後の人生もまっすぐに生きてゆけることと思います。

名言 3

人《ひと》賢愚《けんぐ》ありと雖《いえど》も、各々《おのおの》一二《いちに》の才能《さいのう》なきはなし。

（福堂策《ふくどうさく》・上《じょう》）

〔現代語訳〕
どんな人間でも、それぞれ一つか二つは、すばらしい才能（能力）を持っていない人はいません（能力を持っていない人はいません）。

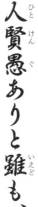

だれもが持っている才能（得意分野）。その才能を大切に育てれば、すばらしい人間になります

松陰は、「人には長所や短所が必ずある。そこから各人の長所を伸ばすことで人の生き方や生涯が価値あるものとなる」といっています。この言葉は、藩獄《はんごく》（藩の牢獄）に長年収監されており、なおかつ出獄の見込みの立たない人たちの生き方をみて松陰が書いた文の中にあります。松陰は幼くして「孟子（儒学の一派）」を学びました。孟子は「性善説（人は生まれながらにして、よい心を持っているという考え）」の人間観を唱えた、古代中国の思想家です。

夢や希望を失った囚人たちの姿を見た松陰は、ともに学び合う喜びを共有することで、夢や希望を取り戻せるのではないか、と考えました。そして、藩獄の先輩たちに相談します。すると囚人の中には、俳句を教えていた経験者が二人、書道の達人が一人いました。松陰は「それをぜひ囚人仲間に教えていただきたい。私も孟子を語れる」と言って、ともに学び合うことを提案します。

入獄以来の松陰は、明けても暮れても読書や著述に没頭しており、囚人の皆がそんな松陰を奇異の目で見ていました。しかし、松陰が「山鹿流兵学《やまがりゅう》」を藩校の明倫館《めいりんかん》で講義していたと聞いて驚かされます。さらに、国禁を犯して渡米しようとしたことを打ち明けられます。それからです、固く心を閉ざしていた囚人たちが段々と心を開いていきました。松陰はその機を逃さずに話を持ちかけます。

こうして前代未聞の「獄中勉強会」が始まりました。会を重ね、上達を実感すると皆の顔つきや眼つきが変わり、希望と学ぶ楽しさにあふれた顔になります。途中からは牢番の役人の兄弟までもが、廊下に座って勉強会に参加したといいます。「牢獄転じて福堂（楽しみを共有できる場）」に変わったのでした。

名言 4

凡《およ》そ人《ひと》の子《こ》のかしこきも、おろかなるもよきもあしきも、大《たい》てい父《ふ》母《ぼ》のをしへに依《よ》る事《こと》なり。

（妹《いもうと》千《ち》代《よ》宛《あて》書《しょ》簡《かん》）

〔現代語訳〕
人の賢さも愚かさも、大概はその両親の教えによるものです。

部下をいかにすばらしい看護師に育てるかは、上司の教え方がどうであるかによるのです

これは、萩の野山獄に収監されて間もなくの安政元（一八五四）年十二月に、二歳下の妹・千代に宛てて書かれた手紙です。

旧暦の十二月ですから真冬です。千代は児玉家（母の実家）に嫁していましたが、兄が牢獄で不自由な生活を強いられているだろうと、食べ物に手紙を添えて送り届けました。元来が「仲睦まじい」親族ですが、とりわけ千代は年齢も近く松陰がかわいがっていた妹です。その愛する妹からの贈り物を受け取り、感激して松陰が書いた手紙の一部を紹介します。

「十一月二十七日付の手紙、并《ならび》に九《く》ね部《ぶ》・三《み》かん・かつおぶしともに昨《さく》ばん相届《あいとど》き…そもじの心《こころ》のなかをさっしやり、なみだがでてやみかね、夜着《よぎ》をかむりてふせり候《そうら》へども、如何《いか》にもたへかね、（以下中略）…凡《およ》そ人《ひと》の子《こ》のかしこきも、おろかなるもよきもあしきも、大《たい》てい父母《ふぼ》のをしへに依《よ》る事《こと》なり。就中《なかんずく》男子《だんし》は多《おお》くは父《ちち》の教《おしえ》を受《う》け、女子《じょし》は母《はは》のをしへを受《う》くること、また其《そ》の大《たい》がいなり。さりながら、男子女子《だんしじょし》ともに十歳已下《じゅっさいいか》は母《はは》のをしへを受《う》くること一《ひと》しおおほし」

　このように、妹からの思いのこもった贈物に感謝して、喜びのあまり眠れなかったと松陰は正直に告白しています。そうして嫁いでいる妹に、母として、人としてのあり方を忘れぬようにと繰り返し説いているのです。

　人はその指導にあたった者を鏡のように映すものです。指導にあたった者の教えかた次第で、人は賢くも愚かにもなり得るということは、看護師の育成についても言えることではないでしょうか。

※并に…ならびに（手紙とともに、いくつかの贈物を受け取ったという意味）、九ね部…九年母という柑橘類、三かん…みかん

名言 5

杉《すぎ》の家《か》法《ほう》に世《よ》の及《およ》びがたき美《び》事《じ》あり。

（妹《いもうと》千《ち》代《よ》宛《あて》書《しょ》簡《かん》）

〔現代語訳〕

杉家（松陰の生家）の家訓には、世の中の人がまねできないすばらしいものがあります。

大切に人を育み育てること、そして誇りを持って誠実に生きることが大事なのです

先の手紙は愛情豊かに長々と綴られており、妹が立派な母となることを心から願っている「獄中の兄」の姿が思い浮かべられます。さらに書き続けられた手紙には、このような一文がありました。「昔聖人《むかしせいじん》の作法《さほう》には胎教《たいきょう》と申《もう》す事《こと》あり」。

松陰は、「子供が胎内に宿ったら、万全の注意を払って、生まれてくる子供のために母となるための心構えをしてください」と母のような教えまでも説いています。やさしさと親族の睦まじさを松陰が誇りとしていたことがよくわかります。

これを裏づけるように、つぎの言葉が綴られます。大変有名な言葉なので全文を紹介しましょう。

「杉《すぎ》の家法《かほう》に世《よ》の及《およ》びがたき美事《びじ》あり。第一《だいいち》には先祖《せんぞ》を尊《たっと》び給《たま》ひ、第二《だいに》に神明《しんめい》を崇《あが》め給《たま》ひ、第三《だいさん》に親族《しんぞく》を睦《むつま》じく給《たま》ひ、第四《だいよん》に文學《ぶんがく》を好《この》み給《たま》ひ、第五《だいご》に佛法《ぶっぽう》に惑《まど》ひ給《たま》はず、第六《だいろく》田畠《たはた》の事《こと》を親《みずか》らし給《たま》ふの類《たぐい》なり。是《こ》れ等《ら》の事吾《ことわれ》なみ兄弟《きょうだい》の仰《あお》ぎつとめるべき所《ところ》なり。皆々《みなみな》能《よ》く心懸《こころが》け候《そうら》へ、是《こ》れ則《すなわ》ち孝行《こうこう》と申《もう》すものなり」。

杉家の家法として、先祖を尊ぶこと、神を崇めること、親族と仲よくすること、文学を好むこと、仏法に惑わされないこと、田畑を自ら耕すことを説いています。家族の誇りある生き方を両親から学んで親孝行せよ、と妹に語りかけており、さすが儒教の申し子といわれた松陰です。

こうした考えは自分の家族愛だけでなく、日本にも向けられます。下田から国禁を犯してアメリカに密航を企てたのも、国に対する思いが強かったためです。己を修め、家を整え、国を治めるという『大学』の「治国平天下《ちこくへいてんか》や修己治人《しゅうこちじん》」の教えそのままに妹に愛情をこめた松陰の思いは、日本にまで及んでいるわけです。

名言 6

順境《じゅんきょう》なる者《もの》は怠《おこた》り易《やす》く、逆境《ぎゃっきょう》なる者《もの》は励《はげ》み易《やす》し。

（講孟余話《こうもうよわ》・序《じょ》）

［現代語訳］
人というのは「順境」にあるときは怠惰になりやすく、反対に「逆境」にあるときは、懸命に努力するものです。

人は、辛いとき、苦しいときこそ、奮起してがんばることができるものです

私たちの人生を振り返ってみましょう。この言葉があてはまることを、ほとんどの方が大なり小なり経験しているはずです。「人生は山あり谷あり」とか「苦楽はあざなえる縄の如し」とよくいわれます。順境だけの人生はありませんし、

逆境だけの人生もまたありません。それを松陰は短い言葉で言っているわけです。

人生を意義あるものにしたいと願っている私たちには、多くの困難や苦難が待ちかまえています。しかし、それらから逃げないで立ち向かっていくことに、人間としての成長があります。

この言葉は「野山獄《のやまごく》」という藩の牢獄に松陰とときを同じくして収監されていた人々の前で語られましたが、これを聞いた囚人たちはどれほど励まされたことでしょう。松陰は囚人たちに、「逆境のときこそ、奮起して自分の人生を意義あるものにしましょう」と呼びかけたのです。

松陰は決してあきらめませんでした。自分が牢獄に収監されても心が折れることなく、むしろ奮起してこの言葉の通り猛然と読書に励みました。一年二か月の牢獄生活でしたが、その間に読破した本の数は六百十八冊にものぼります。

それだけでなく、手紙も頻繁に書き、小論文もたくさん書いています。こうした松陰の態度が、人生を諦めた先輩の囚人たちを感化させたであろうことは、容易に想像できます。

看護師の皆さんも、孟子の性善説に立って勉強を怠らず、療養にあたる患者さんに看護を通じて貢献してあげてください。また自分が逆境にあるとき、松陰のこの言葉を思い出してください。

名言 7

学問《がくもん》の大禁忌《だいきんき》は作輟《さくてつ》なり。

（講孟余話《こうもうよわ》・公孫丑上）

［現代語訳］
学問を進める上では、「やったりやらなかったり」を常に戒めなければならない。

学問で大切なことは、継続して学び続けること
継続こそがたしかな自信と力につながるのです

作輟（やったりやらなかったり）をしないこと。これは学問だけのことではなく、人生すべてにかかわる真理だと思います。コツコツと継続するのは辛いことかもしれませんが、これこそが自分を磨く修行ではないでしょうか。

まず計画を立てたら、達成時の自分をいつもイメージしながら、少しずつでも毎日必ず実行しましょう。小さな達成感を繰り返す中で自身の成長が実感できたとき、それはたしかな自信へとつながります。こうして得た自信こそ、尊いもの、たしかなものだといえます。

志は継続して実行しなければ、単なる夢や希望でしかありません。心の中で思っているだけでは、それを実現することはできないのです。ひとつのことを成し遂げるには多くの困難が伴いますが、それを突破するために必要なのが人間の努力であり、意思の力なのではないでしょうか。

松陰がどんなときにも読書の機会を求めたのは、勉強をしたりしなかったりという作輟を戒めるためだったのだろうと思われます。職業人は、作輟することなく、より高い志をもって、プロフェッショナルを貫きたいものです。

看護という仕事は、重い使命を背負った尊い、しかし厳しい仕事です。思いもよらない困難や試練に立ち向かわねばならないときもあるでしょう。

しかし、それらを一つひとつ乗り越えて行く中で看護の技量が磨かれ、信頼される看護師になれるのだと思います。人生は一本道と心得て、職業人としての道をきわめることを目指したいものです。

名言 8

仁《じん》は人《ひと》の心《こころ》なり。義《ぎ》は人《ひと》の路《みち》なり。

（講孟余話《こうもうよわ》）

［現代語訳］

仁は人の心であり、人の心はそのまま仁なのです。義は人の心の向かうところです。

人の心は、もともと思いやりにあふれています
どんな人にも、思いやりの心はあるものです

人間は生まれながらに、思いやりやいつくしみにあふれた「仁」の心を持っています。これは、孟子が唱えた「性善説（人は生まれながらにして、よい心を持っているという考え）」の考え方です。

人というものには、他人の不幸や苦しみを哀れみ痛む心が充満しているものです。孟子は、「人を殺すのは不仁であるが、その心は必ず仁である」と説いています。仁の本質は愛であり、人を愛し自分を愛するのもまた仁です。

例えば、自分の愛する人がはずかしめを受けたり、その人に危険が及んだりすれば、それを守りたい一心で人を殺すこともあります。これは愛から発した行為です。人を愛する心がなければ、憎む心も生まれず、殺すまでには至りません。「義」とは人の行うべき行為です。心の向かうところは義より発しないものはありません。

「盗みの行為は不義である。しかし盗みを行う心は義である」と孟子は説いています。盗人も、金品を盗んで自己の利を得るばかりではなく、ときに妻子の飢餓を救ったり、あるいは貧しい人に分け与えたりします。「義人」といわれる人が称えられるのは、こうした義にもとづいた心があるからです。

人が仁の心をもって義を実践すれば、人として立派な人生を歩むことができます。この仁の心で義を実践すること、これは、看護師の仕事のうえでも非常に大切なことでしょう。思いやりにあふれた仁の心をもって、人として、看護師として、病に苦しむ患者さんたちと接すること、これはよりよい看護の実践につながるのではないかと思います。

名言 9

万《まん》巻《かん》の書《しょ》を読《よ》むに非《あら》ざるよりは、寧《いずく》んぞ兆《ちょう》民《みん》の安《やす》きを致《いた》すを得《え》ん。

（松《しょう》陰《いん》詩《し》稿《こう》）

［現代語訳］
多くの書物を読まないで、どうして立派な人になれるでしょうか。
自分の努力を惜しんでいて、人々を幸せにできるでしょうか。

自分の努力を惜しんでいては、人を幸せにすることはできません

「たくさんの書物を読まないでいて、どうして後世に称えられ、天下万民を安ん

ずる人になれようか」。松陰は、この言葉を孟宗竹《もうそうちく》に彫ったものを松下村塾の床柱に掲げ、塾生が常に読めるようにしました。

同時に松陰は学問と労働は一対のものであるとして塾の共通目標とし、塾生とともに学問に励むとともに、労働も惜しみなく行いました。

この言葉は、人として最も大切なことを示しています。松下村塾を人間教育の場と位置づけて、師弟がともに切磋琢磨《せっさたくま》する中で、松陰はお互いが成長することを願いました。身分制があった時代において、松陰は「しっかりと学問を積んでいけば、身分に関係なく後世に名を残す人物になれる」として門下生を鼓舞したのです。松下村塾では、身分に関係なく塾生は平等であるとして、だれもが学問に励むことができました。

松陰のように一人ひとりを大切にする愛に満ちた、努力を惜しまない心は、看護師が医療にかかわる専門職としての使命を果していく中で、「多くの患者さんが心おだやかに、安心できること」につながるでしょう。

努力を惜しまないことを塾生にも自分にも言い聞かせた松陰の言葉は、珠玉の意味をもっていると思います。言葉の表現は前時代的なものですが、現代にもそのままあてはまります。皆さんも、努力を惜しまず日々学び続け、看護師としてのスキルを積み上げていってください。

名言10

至誠《しせい》にして動《うご》かざる者《もの》
未《いま》だ之《こ》れあらざるなり。

（東行前日記《とうこうぜんにっき》）

［現代語訳］
誠意をもって接せられて、心が動かなかった人はいません（誠意をもって人に接すれば、必ず相手に自分の心が通じます）。

人として、最も大切なことはひたむきに誠実に生きることです

これは、孟子の「離婁章句《りろうしょうく》」で出てくる言葉ですが、松陰はこれを座右《ざゆう》の銘《めい》として自分に言い聞かせていました。誠は天の路であり、誠を思うことは人の路であるから、すべての人にあてはまると松陰は考えていたのです。

江戸の幕府から嫌疑がかかり、呼び出しを受けたときに、松陰はこの言葉を小田村伊之助（後の楫取素彦《かとりもとひこ》）に贈りました。出典が『東行前日記』とあるのは、そうした理由からです。松陰はこの言葉を信じて、自分の考えが幕府にどのように通じるのかを試してみようと考えたといいます。

実際に、松陰の人生は誠の路を実践し探求し続けた三十年間でした。こうした考えが門下生にもそのまま伝わり、門下生にさらなる努力を促すことになったのです。松下村塾に学んだ門下生が後にあらゆる方面で活躍したのも、師のひたむきな思いが伝わったからにほかなりません。

松陰の生き方は、人はどのように生きるべきかを私たちに問いかけてきます。人は、自分の心の命ずるままに行動へと向かいます。それは人としての品位を表すものです。誠実に生きている、あるいは生きようとしている心は、行動を通して表れるものです。松陰のように、主張しているとおりに行動する「言行一致《げんこういっち》」の人が誠実な人と思われるのは今も昔も変わりません。

部下の中にはちょっと難しい人もいるかもしれません。ただ誠意をもって接すれば、相手の心は必ず動きます。ひたむきに誠実に、看護という仕事に取り組む姿を部下の人たちに見せることも、人材教育のひとつであると思います。

名言11

平《へい》生《ぜい》の学《がく》問《もん》浅《せん》薄《ぱく》にして至《し》誠《せい》天《てん》地《ち》を感《かん》格《かく》すること出《で》来《き》申《もう》さず、非《ひ》常《じょう》の変《へん》に立《た》ち到《いた》り申《もう》し候《そうろう》。（父叔兄宛《あて》書《しょ》簡《かん》）

〔現代語訳〕
私なりに一生懸命に学問に取り組んできましたが、私の誠が通じなかったために、死罪の判決を受けることになりました。

どんなに励んでもうまくいかないときもあります だとしても、誠を貫くのは何よりも大切なことです

「評定所《ひょうじょうしょ》における私の取り調べが進んでいますが、どうやら死罪判決は免れない

ようです。これは私の学問・思慮が浅はかなため、私の真心で世の人々に感銘を与え、世論を正しくすることができなかったからです。学問への取り組みは一生懸命であったと振り返れますが、まだ足りなかったようです。誠を積む努力は怠りなく取り組んできたつもりでしたが、私の誠意は幕府法廷の奉行たちに通じませんでした。しかし私の真心が通じなかったとはいえ、私は自分の生き方に後悔はなく、さらなる誠を積みたいという気持ちは少しも揺らぐことはありません」

これは、自分の死罪が確実視される中で、故郷にいる親族に宛てて松陰が書いた手紙の一部です。『永訣《えいけつ》の書《しょ》』といわれるこの手紙は、自己責任において死を受け入れる澄み切った心で書かれています。

この言葉に続くのが、「親思《おやおも》う心《こころ》にまさる親心《おやごころ》　けふの音《おと》づれ何《なん》ときくらん（私が親を愛おしく大切に思う心、それ以上に私を思ってくれる両親は、この手紙を読んでどのように思われるでしょう）」という和歌です。読む者の心を打つ、両親への思いやりと感謝にあふれたすばらしい歌だと思います。

自らの死を前にした松陰には、無念な気持ちもあったはずです。しかし、自分の志は、必ず門下生が継いでくれるとの期待と確信があったに違いありません。

あなたはこの手紙を読んだとき、どのように思われるでしょうか。人が生きるということの意味を改めて考えるきっかけとなるのではないかと思います。

名言12

地《ち》を離《はな》れて人《ひと》なく、人《ひと》を離《はな》れて事《こと》なし、人事《じんじ》を論《ろん》ずる者《もの》は地理《ちり》より始《はじ》むと。

（講孟余話《こうもうよわ》）

［現代語訳］
人はどういう生き方をするものか、その地で生活にどのような工夫をしているかを知れば、それがわかります。

まず、人の姿をよく観察することよく観察することで、わかってくることがあります

松陰は兵学者だったので、その土地における人の生き方や生活ぶりをよく観察

していました。兵学もまた、人間の生活を離れては考えられないものです。松陰は、日本の各地を旅しながら民政にも常に目を配っていました。その土地の住民の姿を観察してみると、政治が行き届いているか、または民が大切にされているかどうかがわかります。

儒教では、民を大事にすることが「善政《ぜんせい》」であるとされました。政治も経済も文化も、すべて生活全般にわたる人間の営みです。国民が心豊かな暮らしができているのか、それとも困難な生活を強いられているのかを見極めることは大切なことである、と松陰は言っています。

その土地の人々と話をしてみると、それがよくわかります。何気ない話や交わりの中にも、よく注意してみるとさまざまなことが見えてくるものです。

相手との何気ない話、やりとりの中に、重要な情報がかくされているかもしれません。相手のことをもっと深く知りたいならば、まずは相手の様子をよく観察することです。

また学問とは、「人とはどういうものか」を学ぶことにあり、活きた学問とは、「人の役に立てるもの」です。医療にかかわり、患者さんが健康を取り戻すためのサポートをする看護という仕事は、まさに活きた学問と言えるのではないでしょうか。

名言13

知《ち》は行《こう》の本《ほん》たり。行《こう》は地《ち》の実《じつ》たり。二《ふた》つの者《もの》固《もと》より相《あい》倚《よ》りて離《はな》れず。（講孟余話《こうもうよわ》）

［現代語訳］
人の知識は行動の源です。行動は知識に影響されます。そのため知識と行動とは分けては考えられないものです。

心に決めたことは実行しましょう
行動とは自分の思いや考えを表現することです

「知行合一《ちこうごういつ》」という有名な言葉があります。これは、中国の明の時代の哲学者であり政治家でもあった王陽明という人が提唱した、知識と行為に関する考えかたです。

人には誰もが持って生まれた「良知《りょうち》（善悪を誤らない正しい知恵）」が備わっている、その良心の命ずるところに従って行動しなさい、というのが陽明学《ようめいがく》（王陽明が唱えた儒学説）の教えです。そのためには、毎日の生活の中で修業を積み、自分を成長させることが大事です。

「事上磨練《じじょうまれん》（具体的な実践の場で自己練磨すること）」と呼ばれるこうした教えは、自分自身を修めることが最終的な目標になります。一人ひとりの努力がやがて、世の中をよい方向へと向かわせる原動力となっていくのです。

吉田松陰が、自分の命はさておいても日本の国を守ろうとの一心で、西欧の文明を学んで国のためにつくそうと決死の行動をとったのは、実は、こうした陽明学の教えを実践したからなのです。

松陰は、自分の思いに忠実に行動し、行動によって自分の思いを表現したことになります。知識だけでは足りない、行動だけでも足りないという、「知行合一」の考え方です。明治維新は、こうした教えに影響を受けたところが多分にあります。この時期に活躍した人物には、陽明学の教えに共感を持った人が多いといわれます。一身を投げうって危険を冒してまでも、国のために行動した人たちです。

知識と行動、いずれもが大事という考えは、看護師の職務についても言えることだと思います。

名言14

凡《およ》そ聖学《せいがく》の主《しゅ》とする所《ところ》、己《おのれ》を修《おさ》むと人《ひと》を治《おさ》むの二途《にと》に過《す》ぎず。

（講孟余話《こうもうよわ》）

［現代語訳］

儒学（教）のめざすものは、自分を修め（修己）、世の人たちが平和な暮らしができるようにすること（治人）。この二つなのです。

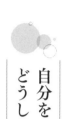

自分をコントロールできない人がどうして人をコントロールできるでしょうか

孔子（中国、春秋時代の思想家）の教えである「論語（孔子とその弟子たちの言行録）」や、孟子（中国、戦国時代の思想家）の唱えた「王道政治《おうどうせいじ》（武力によらず、徳によって国を治める政治）」は、人としての道を説いたものということができます。

自分を修めて誠や仁徳を身につけ、さらにそれらを積み上げて世の中を治めようというわけです。西欧の合理主義の考え方と異なり、常に人間のあり方を主題とした考え方です。

ここでは社会があって人がある、という考えはありません。一人ひとりが立派な人（聖人）になることが、初めにめざすことです。そうして初めて人々が平和に安心して暮らせる世界、国ができ上がると考えるわけです。

吉田松陰が懸命に学んだものは儒学でした。両親をはじめとして家族、親族を非常に大切にしたのも、儒学の教えを素直に受け入れた結果です。松下村塾で自分が教えるのではなく、ともに学ぼうと呼びかけたのは、この学びが応用されたものです。そうして「ともに成長しよう」と塾生と一緒になって勉強に励んだのでした。

塾生たちは、師が率先して勉学に励んでいる姿を見つめながら、自分の課題を自分で考えぬいて見つけました。松下村塾で学んだ人たちが、やがて社会の指導者となったのもこうした学び舎での実践が活きたからです。指示待ちでなく、自ら課題を求め、自ら考えて行動できる人、そんな人を松陰は育成しようと願ったのでした。この松陰の姿は、人材教育の大きなヒントになると思います。

名言15

学《がく》は人《ひと》たる所以《ゆえん》を学《まな》ぶなり。塾係《じゅくか》くるに村名《そんめい》を以《もっ》てす。（丙辰《へいしん》幽室《ゆうしつ》文稿《ぶんこう》）

［現代語訳］
学問の目的は人間を学ぶことです。この塾はこういう学問をすることが目的ですから、塾名は村の名前に因みました。

学問の目的は、人として成長すること
仕事の目的も、人として成長することにあります

「学は人たる所以を学ぶなり」。非常に単純明快な学問の定義です。この言葉は『松下村塾記』に出てきます。松陰は、「皆で学問に励んで、この松下村塾から奇《き》傑非常《けつひじょう》の人（世に貢献できる人）を輩出しよう」と呼びかけました。

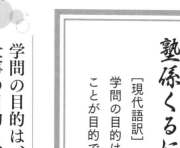

松陰先生の毎日のあいさつ言葉は「お勉強なされい」でした。そのあいさつは優しく語りかける口調だったそうです。塾での教育は、師弟が一緒になって勉強し、考え、悩み、話し合い、課題を見つけて解決していくというものでした。これは、実際の生活に役立つ実学（社会生活に実際に役立つ学問）でした。

こうした実学の精神は、学問のための学問という考え方とは異なっていて、弟子の人間としての成長を願い、その進歩をともに喜ぶというものでした。

松陰は門下生が江戸や京都に修業に旅立つときには、必ず送叙文（出発にあたり、道中の無事を祈り、期待をこめて贈る激励文。はなむけの言葉）を書いて贈りました。その文章は師弟の出会いから始まり、塾で成長した弟子の姿が称えられ、道中の安全が願われていました。この送叙文は、愛情あふれるものでありながら、弟子のさらなる向上心を刺激し、使命感を持たせる効果がありました。

松陰は、学問を人間として総合的に成長させる原動力として捉えていました。そのために自分で学んだことを工夫して、門下生のためにつくしました。

松陰は、塾生一人ひとりの個性を巧みに引き出し、それを伸ばしたいという願いを以心伝心で伝えました。「人のためにつくす」ということを、身をもって教えたのです。仕事の目的は、「人として成長すること」。これは看護のみでなく、さまざまな仕事にいえることだと思います。

名言16

書《しょ》は古《いにしえ》なり、為《しわざ》は今《いま》なり。今《いま》と古《いにしえ》と同《おな》じからず。

（諸生《しょせい》に示《しめ》す）

［現代語訳］
本に書かれていることは昔のことで、実践は今の行為です。今のできごとと本に書かれていることは、同じではありません（本の通りに実践しても無益なことです）。

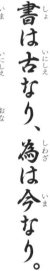

本などから学んだ知識を応用し現状に合わせて実践しましょう

本に書かれていることは、あくまで昔のことですが、長く伝えられ人の役に立つものです。本から学んだことを、時代の現状に合わせて考え方を応用して実践することが大切、ということを意図した松陰の言葉です。

この言葉は、松下村塾の塾生へ呼びかける文として書かれていますが、松陰はこのように門下生を「諸生《しょせい》（多くの学問をする者たち）」と呼んで、集団教育の一助としました。松下村塾の教育は、個性を伸ばす「個別教育」とお互いに高め合う「集団教育」を巧みに組み合わせた、全人教育をめざしたものでした。

松陰の塾生を大切にする考えの原点は「孟子」から学んだことにありました。家職であった「山鹿流兵学《やまがりゅうへいがく》」の考え方には、孟子の思想と「甲州流軍学《こうしゅうりゅうぐんがく》」とが巧みに複合されています。そこに陽明学《ようめいがく》の教えである行動を重んじる思想が加わって、松陰の人格が形成されたのです。

実際の行動に結びつく学問こそ、生きた学問であると考えた松陰は、自身の経験談も弟子たちに語ったことでしょう。塾生が、「杉家（松陰の生家）の庭の草取りを一緒にしていて、先生がいろいろな話をしてくれると、楽しくて皆が自然と先生のそばに集まった」と回想していることからも、それがわかります。

看護師の育成に置き換えるならば、考えただけでは部下を育てることにはなりません。行動することが大切です。孟子の唱える「惻隠《そくいん》の情《じょう》（哀れだと思う気持ち、自分のことのように心を痛める気持ち）」をもって部下に接することを、松陰の教育方法の中に見出していただけたら、と思います。

名言17

一時《いちじ》の屈《くつ》は万世《ばんせい》の伸《しん》なり、いずくんぞ傷《いた》まん。

（戊午幽室文稿《ぼごゆうしつぶんこう》・投獄記事《とうごくきじ》）

［現代語訳］
人生の予期せぬつまずきは、さらなる成長への学びの過程です。
なぜ悲しむことがあるでしょうか（悲しむことはありません）。

大切なのは失敗に学ぶこと
一度や二度の失敗で、あきらめる必要はないのです

人生には挫折はつきもので、避けて通ることはできません。挫折は自分の信念を揺るがせ、気持ちを落ち込ませることもあります。

松陰も、多くの挫折を経験しました。

安政五（一八五八）年、天皇が反対した米国との条約を独断で幕府が調印したため、これを非難する動きが活発化しました。天皇も不満をもちましたが、幕府に向けて非難すべきところを水戸藩に伝え、さらにほかの主だった藩にも伝えるよう表明しました。

幕府には水戸藩より二日後に知らせが届きますが、朝廷から政治を委任されていた幕府の立場を無視した形になったため、弾圧政策（安政《あんせい》の大獄《たいごく》）がとられました。

こうした情勢の中で、薩摩藩と水戸藩の尊王攘夷派《そんのうじょういは》の人たちが、井伊大老を暗殺する計画があるとの風評が流れ、それを信じた松陰は京都で指揮を執っている間部《まなべ》老中の暗殺を考えました。そして藩庁に援助を依頼した手紙を書いたために、松陰には投獄指示が出されてしまいます。

入獄のために両親にあいさつに赴くと、父親は凛として松陰を励ましました。「人生に挫折はつきものだが、それに負けてはいけない。それをバネにして成長することこそ大切である」と息子を諭したのです。

松陰の父親がいかに息子を信頼していたかが、うかがわれる逸話です。両親の松陰への信頼は、どんなことがあっても揺らぎませんでした。部下に対しても、このような信頼をもって接することができたら、すばらしいことですね。

名言18

今年《ことし》の抄《しょう》は明年《みょうねん》の愚《ぐ》となり。明年《みょうねん》の録《ろく》は明後年《みょうごねん》の拙《せつ》を覚《おぼ》ゆべし。（松下村塾零話《しょうかそんじゅくれいわ》）

［現代語訳］
今年、「ここが大切」と思って抄録《しょうろく》（メモ）しておいたことが、学問の進歩に伴って、来年、再来年には当然と思えるようになります。

松陰は、人間の進歩成長は限りなく続くものであると説いています

人には向上心という、人間だけが持つことのできる性向が備わっています。これに素直に従って努力するところに、人間としての価値があります。松陰は塾生が理解しやすいように、向上心を「志《こころざし》を立《た》てて以《もっ》て万事《ばんじ》の源《みなもと》と為《な》す」と言い換え、自分も含めてともに学問に励んだのです。

誰にでも長所や短所はありますが、松下村塾の教育は一人ひとりの個性を尊重し、長所を伸ばすという方式を取りました。あわせて松陰は、塾生を「あなた」と呼んで敬意を表し、丁寧に誠実に接して、決して尊大な態度はとらなかったといいます。

江戸期には厳しい身分制度がありましたが、松下村塾では、身分制度を取り払って、ともに学ぶ人に上下の関係は必要ないとする「平等主義」をとりました。塾生の大半が下層階級で身分制に苦しんでいた人たちでしたから、皆これには発奮しましたし、身分の垣根を取り払った教育環境作りにも十分な配慮がなされていました。

人は他者から大切にされ、認められると大きな喜びを感じるものです。松陰の母も、塾生には丁寧に接して、まるで家族のようだったと伝えられています。こうした信頼関係に基づいた学び舎は、必然的に塾生の勉学意欲を高めました。

人は一人では生きられません。お互いに助け合って生きるのが人間というものです。職場の仲間たちと、お互いが尊敬の念をもって、刺激し合い、高め合って、看護業務に取り組めたら、これはすばらしいことだと思います。

名言19

吾《わ》れ今《いま》国《くに》の為《ため》に死《し》す、死《し》して君親《くんしん》に負《そむ》かず。悠々《ゆうゆう》たり天地《てんち》の事《こと》、鑑照明神《かんしょうめいしん》に在《あ》り。

（詩文拾遺《しぶんしゅうい》・辞世《じせい》）

［現代語訳］
私は今死罪の申し渡しを受けましたが、私の死は国のためなのです。殿様や両親の教えに背いていません。神様よ、ご覧ください。

松陰は、自分の死は決して無駄ではない日本のために必ず役立つ、と信じていました

吉田松陰は、魂の不滅を信じて、自分の志の継承を門下生に託しました。松下

村塾の教育は、師である自分が弟子に先んじて死んで見せることで、完成したといえます。松陰の生涯は、わずか三十年という短いものでした。

松陰は、自分の死後は松下村塾の門下生が松陰の思いを受け継いでくれる、と信じていたに違いありません。明治時代になってからの松陰の処刑に立ち会った人の回想によれば、「誠《まこと》に天晴《あっぱれ》な最期《さいご》であった」と語られています。

松陰の死後、松下村塾の出身者たちは一躍活躍し、国際社会において西欧先進国にひけをとらない新しい日本の建設に邁進しました。

松下村塾で学んだ人は、九十二名。松陰が「第一級の高等の人物」と折り紙をつけた久坂玄瑞《くさかげんずい》、高杉晋作、吉田稔麿《よしだとしまろ》らは、師の思いを実現させるために命をかけて日本のためにつくし、幕末の激動の中で惜しくも命を落としました。彼らは今日では歴史上の人となって、小説やドラマの主人公として知られています。

運よく明治に生き延びた門下生は、新しい日本の指導者に成長しました。門下生からは、内閣総理大臣が二人、そのほか内務大臣や司法大臣も誕生し、「松下村塾出身の五大臣」といわれます。また、松下村塾は政界のみならず、産業界、教育界にも多数の人材を輩出しました。まさしく「奇傑非常《きけつひじょう》の人（とてもすぐれた非凡な人）」の育成を願った松陰の願いは達成されたのです。松陰の生涯は、現代に生きる私たちに、多くの教訓と示唆を与えてくれます。

名言20

死《し》は好《この》むべきにも非《あら》ず、亦《また》悪《にく》むべきにも非《あら》ず、道《みち》尽《つ》き心《こころ》安《やす》んずる、便《すなわ》ち是《こ》れ死《し》所《しょ》。

（高杉晋作宛書簡《たかすぎしんさくあてしょかん》）

［現代語訳］
死は、よいものでも悪いものでもありません。やるべきことをやりつくして心に平安が得られれば、そこが死に場所となっても悔いは残りません。

大事なことは、人として精一杯生きること
そうすれば、たとえ死んでも悔いは残りません人間にとって、死は必ず訪れるものです。それに対してあれこれ思いをめぐらすよりも、自分のなすべきことに一心不乱に立ち向かうことが大切です。大切なのは今、現在なのです。

誠をつくして生ききれば、安心立命《あんしんりつめい》（心を安らかにして身を天命にまかせ、どんなときにも動揺しないこと）の境地に到達することができる、と松陰は高杉晋作に手紙で説きました。

世の中には身は生きていても心の死んだ人もいるし、反対に身はほろびても不滅の魂を遺す人もいます。心が死んでしまっては、生きていても何も益するところはありませんが、魂が生きていれば身が滅んでも損はないとして、この手紙には次のような言葉が書かれています。

「死んで不朽《ふきゅう》（いつまでも価値を失わずに残ること）の見込みがあるなら、いつでも死んでよい。反対に、生きて大業《たいぎょう》（重大な仕事）の見込みがある者は、いつまでも生きていてよい」

門下生にこのように説いた松陰は、三か月後に実際に死んでみせたのです。松陰は、『留魂録《りゅうこんろく》』と題した門下生宛ての遺書を遺して、ゆったりと落ち着いた様子で死に就いたといわれています。そこには、自分の志は門下が継いでくれるという確信がありました。松陰の偉大さは、「志の継承」にあったといえるでしょう。松陰は、人として誠の路を生き抜いたのです。

看護の仕事は、人の生死にかかわる仕事です。「なすべきことをなして、納得できたならば、死は安らかに迎えられる」という死生観は、ときに終末医療にかかわる看護師にとって、ひとつの指針となる言葉だと思います。

巻末付録

吉田松陰と松下村塾の弟子たち

高杉晋作

―奇兵隊を創設した尊王攘夷の志士―

高杉晋作は尊王攘夷《そんのうじょうい》の志士として幕末の動乱期に活躍した人物です。身分によらない志願兵による奇兵隊の創設や、イギリス、フランス、アメリカ、オランダの四カ国連合艦隊が下関を砲撃して砲台を占拠した際の交渉役、長州藩を倒幕へまとめ上げて戦い大政奉還《たいせいほうかん》へとつなげるなどの活躍を見せ、二十七歳で肺結核を患い没するまでの人生を駆け抜けました。

高杉は天保十（一八三九）年に萩の菊谷横丁にて高杉家の一人息子として生まれます。高杉家は藩祖毛利元就《もうりもとなり》以来の功臣で、藩の要職を任される名門の家柄でした。幼少期に体があまり丈夫でなかったこともあり、わがままいっぱいに育てられ、嘉永五（一八五二）年に藩校である明倫館に入学しても学問ではなくもっぱら剣術に打ち込むという気ままな生活をしていました。

のちに学友となる一歳年下の久坂玄瑞《くさかげんずい》とは、近くの吉松淳蔵塾《よしまつじゅんぞうじゅく》に通っている頃からの同窓で、旧知の仲です。明倫館で学業に身の入らない高杉は、松下村塾がおもしろい学問をやっているという話を聞きつけ、その門を叩きたいと考えます。しかし、高杉家は名門であるため、危険人物視されていた吉田松陰のもとで息子が学ぶのを許可しません。そのように危険なことをしなくても、高杉家の人間である彼には藩の官僚としての未来が約束されていたからです。

教えるのではなく、一緒に学ぶ「一緒に励みましょう」

どうしても松下村塾で学びたい高杉は、密かに松陰のもとへ通い始めます。「ぜひ入門させてください」と自分の詩文集を差し出した高杉に対し、松陰はしばらく詩文集を読み、「いいでしょう。高杉君、一緒に励みましょう」と答えます。

松陰はいつも、弟子入りを希望する者には必ず「一緒に励みましょう」と答えました。「私は教えることはできませんが、一緒に学ぶことができます」ということもありました。また、「あなたは私に何を教えることができますか？」と問いかけることもありました。こうした師匠と弟子が学び合う「師弟同行《していどうこう》」の思想は当時としては先進的でした。自分が熟知していることは人に教え、同時にそれ以外のことは謙虚に学ぶことで、松陰は終わりなき勉強への姿勢を生徒に示していたと考えられます。

あえてライバルである久坂を褒め、負けず嫌いな高杉を発奮させる

松陰は高杉と久坂玄瑞の二人に大きな期待をかけていました。初対面で高杉のずば抜けた素質を見抜いていましたが、その素質を伸ばすために、何かにつけてライバルの久坂と比較をして、久坂のほうを褒めるという指導法を取りました。

たとえば漢詩の作文をする講義では、一旦は高杉の作品を褒めるのですが、結局は「久坂君には及ばない」と落とすといった具合です。これにより、負けず嫌いな高杉を発奮させようというのが松陰の狙いでした。プライドの高い高杉のよいところを伸ばしていくためにこのような指導を行ったということを、のちに『高杉暢夫《たかすぎちょうふ》を送る《おく》叙《じょ》』という書簡で高杉本人にあてて松陰は明らかにしています。

短所を無理に強制するのではなく、よいところを伸ばす

高杉は「あばれ牛」と揶揄《やゆ》されるほど誰にも制御できない奔放《ほんぽう》なふるまい、かつ頑固な性格で、塾内で浮いた存在でした。高杉が本来もつ明るく、自己を率直に表現できるという長所と表裏一体となっていたのがその奔放さや頑固さです。

松下村塾の相談役のような立場であった桂小五郎は、高杉の育成方法について頑固な点を直していくべきではないかと松陰に意見します。しかし、松陰は「もう十年放っておいたほうがよい。高杉はこのまま自由に行動させて成長を見守るべきだ。彼はこれからもっと成長するだろうから、今みだりに指導するとかえって成長の妨げになってしまう」と主張しました。

短所を矯正しようとすると本来持っている長所にまで悪影響が出る場合があり、松陰はこれを心配したのです。また、頑固さは意志力や実行力とも裏表の関係であるため、人の上に立つ指導者となるためには、大切な性質であるとも考えていました。松陰は「十年後に国家の大事をなすときには、私は高杉に相談する」といって高杉をどれだけ信頼しているかを伝え、桂を説得しました。

松陰はこの桂との会話を江戸へ遊学中の高杉に手紙で送り、自身の性格や生き方について今一度考えさせるように仕向けます。自身が幽閉中であっても手紙などを通して自分の考えを届け、じっくり時間をかけて育てていくのが松陰のやりかたでした。

久坂玄瑞《くさかげんずい》

――松陰に最も評価された、尊王攘夷《そんのうじょうい》の中心人物――

久坂玄瑞は、高杉晋作と同じく尊王攘夷の志士として幕末の動乱期に活躍した長州藩士です。松下村塾生を中心とした一灯銭申合《いっとうせんもうしあわせ》の創設や、英国公使館焼き討ち、外国艦船砲撃の実行などを経て、禁門《きんもん》の変《へん》で二十五歳の短い生涯を終えました。松陰の志を引き継いだ久坂の思想は、坂本龍馬や中岡慎太郎、西郷隆盛をはじめとする幕末の志士に大きな影響を与えたといわれています。

久坂は天保十一（一八四〇）年に藩医久坂良迪《くさかりょうてき》の三男として萩の平安古に生まれます。幼少の頃から萩城下の吉松淳蔵塾《よしまつじゅんぞうじゅく》に通い、のちに学友となる高杉晋作と机を並べます。

その後は藩医を継ぐため藩立の医学館で学びました。母、兄、父を立て続けに亡くした久坂は、十五歳で天涯孤独になり、久坂家を継いで医者になります。その後九州へ遊学した際に松陰の友人である宮部鼎蔵《みやべていぞう》に出会い、松陰のもとで学問をするよう強く勧められました。

手紙のやり取りで奮起を促し、半年後にようやく入門

当時の松陰は幽閉中であったため、久坂は表立って松陰のもとで学ぶことができませんでした。そこで、十七歳の久坂はまず手紙を松陰宛てに送ります。その内容は「泰平に慣れ、綱紀は緩み、士風は低下して皇国の危機である」「日本にやってくる米国の使者を切り捨て、攘夷の心意気を示すべきである」といった大変勇ましいものです。この手紙に対し、松陰は「議論が浮ついている」「思慮が浅く、粗雑である」「本当に君の心から出たものではない」と手厳しい評価を下しました。さらに、「事を論ずる時は自分の立場から始めよ」「聖賢の尊ぶところは議論でなく実行である」と、机上の空論である久坂の手紙を酷評しています。

実際はこのとき、松陰は久坂の優秀さに舌を巻いていました。しかし、奮起を促すためにわざと酷評します。松陰は「この手紙に反発してくる男であれば見込みがある」と友人に打ち明けています。この後久坂は激しい反論の手紙を送り返し、松陰はわざと約一か月の冷却期間を置いた後に返信し、さらに久坂が反論を送り返します。そうして手紙のやり取りを経たあと、半年後の安政四

（一八五七）年に、ようやく久坂は正式に松陰に弟子入りすることになりました。

この手紙のやり取りから、久坂に対する松陰の教育は入門前から始まっていたことがわかります。幼い頃から俊才ぶりが鳴り響いていた久坂に期待をかけた松陰は、まず誰かの考えや発言を鵜呑《うの》みにしたり、自分の意見としてそのまま主張したりすることのないように、何度も手紙をやり取りして久坂を説き伏せました。自ら実践することを第一とするべきだ、というのが松陰の考えでした。

萩を旅立つ塾生へ、激励を込めて贈った送叙

松陰は藩に働きかけ、見どころのある塾生を江戸や東京へ遊学させました。その後多くの塾生とは再び松本村の村塾で会うことができませんでしたが、松陰はそれを予感していたかのように、心のこもった送叙文を塾生一人ひとりに必ず贈り、彼らの心を奮い立たせています。この送叙には松陰との出会い、塾生の長所、塾生の努力や成長、時勢への心構えなどが書かれていました。

久坂も安政五（一八五八）年に江戸へ向かって出発する際、松陰から送叙を贈られています。久坂は松陰から「防長（長州藩）における年少第一流の人物」と

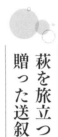

絶賛された逸材です。また、松陰の妹である文を嫁がせた、松陰の妹婿でもあります。そんな久坂の旅立ちに際して、松陰が贈った言葉は次のようなものでした。

「久坂玄瑞は年こそまだ若いが、志は高く、気迫も鋭い。しかも志気があるだけでなく、それを才で運用できる人物である。私はかねてから、長州藩の若者の中で君が第一流の人物であると見込んできた。京都や江戸には、この大変革に取り組む天下の英雄豪傑《えいゆうごうけつ》が大勢いる。君は彼らと討論を重ね、何をし、何をすべきかをはっきり見定めて日本の進むべき方向を模索してほしい。それができなければ、君は大いに恥ずべきだ。玄瑞、ゆけ。この言葉を贈る」

松陰が自分の志を継ぐ後継者の一人として、また塾生の代表として久坂に期待をかけている気持ちがよく伝わってくる送叙文です。また、松陰は久坂が江戸へ向かって出発するやいなや、江戸にいる桂小五郎らに「久坂をよろしく頼む」という手紙を出しています。さらに、松陰は久坂が江戸へ向かう足取りを追いかけて、「大阪では大久保要《おおくぼかなめ》を訪ねること」「京都では鵜飼吉左衛門《うがいきちざえもん》を訪ねるとよい」「江戸に着いたら桂とよく話せ」というふうに次々と手紙を送りました。遠く離れても松陰が久坂を気にかけていたことがよくわかるエピソードです。

伊藤博文
―倒幕活動に身を投じた日本の初代内閣総理大臣―

伊藤博文は、倒幕活動ののち明治時代に活躍した政治家です。岩倉使節団の副使、初代兵庫県知事などを務め、大日本帝国憲法起草の中心となりました。また、初代、第五代、第七代、第十代の内閣総理大臣を歴任し、初代枢密院議長、初代貴族院議長、初代韓国統監、立憲政友会の初代総裁を務めたことでも知られています。外交では日清戦争の勝利に伴い、日清講和条約の起草・調印を行いました。松下村塾の四天王と呼ばれた高杉晋作、久坂玄瑞《くさかげんずい》ら四人の若者は全員二十代で明治維新を見ることなく亡くなっています。しかし、彼らの志を受け継いだ弟弟子の伊藤博文や山縣有朋《やまがたありとも》らが、明治維新を担ったのです。伊藤と山縣は、松陰の望んだ「西欧に伍《ご》していける国」の実現に大きな足跡を残しました。

伊藤は天保十二（一八四一）年に周防国熊毛郡で百姓の林十蔵の長男として生まれました。家は貧しく、破産を経て父子揃って養子となり、武士の家に入ります。幼少の頃は松陰の外叔である久保五郎左衛門の塾で学んでおり、成績優秀だったといわれています。

政治家としての素養を短期間で見抜いた松陰

当時、伊藤は足軽や中間のような身分で浦賀の警備をするために藩から派遣されていました。ここで桂小五郎の妹婿である来原良蔵に出会い、来原が伊藤を松陰と桂に引き合わせてくれたことがきっかけとなって伊藤は松下村塾とのつながりを作ります。松下村塾は身分にかかわらず学ぶ志があれば入塾できたため、下級武士である伊藤も入塾を許されました。入塾時期は一説によると安政四（一八五七）年で、九十二名の松下村塾在塾者のうち四十三番目の入塾だったといわれています。国の現状を憂い、勉学に励み激論する塾生の熱気に触れた伊藤はますます向学心を深めていきました。

安政五（一八五八）年、伊藤は視察の一員に選ばれ京へ派遣されました。先に京へ向かっていた久坂玄瑞に宛てた手紙の中で、松陰は「利助（のちの伊藤博文）はなかなかの周旋家《しゅうせんか》になりそうだ」と伊藤を評しています。周旋家とは、ことをなすために立ち回ったり、世話をしたりする人のことですから、松陰は伊藤の政治家としての素養を短期間で見抜いていたといえるでしょう。

長崎へ派遣される伊藤のために松陰が書いた手紙

伊藤は勉学に励み、同年に長崎で練兵砲術の研究をするために二十名の武士が派遣される際もその一員に選ばれました。松陰からも、見込みのある塾生であると目をかけられていたようです。伊藤はこのとき、長崎で毎日洋式兵法操練を行い、小銃雷管の製造法を学びました。

伊藤の出発に際し、松陰は肥後の勤皇志士である轟武兵衛に伊藤を紹介する手紙を書いています。その内容は、「伊藤利助（のちの博文）は才能に劣りがあって学問もまだ十分ではないが、性質が素直で、私は彼を大変かわいがっています。ご教授のほど、よろしくお願いします」というものでした。このことからも、松陰が伊藤に期待をよせ、大切に育てようとしていたことがわかります。

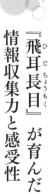

『飛耳長目《ひじちょうもく》』が育んだ情報収集力と感受性

松陰は全国各地で活躍する弟子から寄せられる情報を『飛耳長目』という帳面にまとめ、塾生がいつでも見られるようにしていました。幽囚の身となった松陰の代わりに、弟子たちは各地で見聞したことや情勢についての考えを松陰に書き送ったのです。当時の通信スピードや交通の実情からすれば、萩にいながらにして各地の情報を得ることができるこの帳面は革新的であり、現代の新聞のような役割を果たしていたと考えられます。

この帳面を作った目的は、弟子たちが確かな情報をつかんで自分自身で事実にあたり、現状分析を行うよう教育するというのがまず一つ。もう一つは、松陰自身が自ら積極的に情報収集を行い、現状を正確に把握して分析し、行動しようとする姿勢を萩にいる塾生に見せようというものでした。

「飛耳長目」には京都、大阪、江戸などの国内情報だけではなく、アメリカやヨーロッパのことも記されており、その情報の豊富さを噂に聞いて全国から志士が見にやってくるほどでした。その訪問者の話が加えられ、また帳面が厚くなったといわれています。伊藤もまた、米国総領事であるハリスが江戸城に登城したときの様子を現地にいる友人に依頼するなどして情報収集に努めました。伊藤博文や山縣有朋が啓蒙思想家であると同時に優れた実務家として育っていった背景には、松陰のこうした現実主義的な活動があったと考えられます。

山縣有朋《やまがたありとも》

―倒幕活動ののち、陸軍の重鎮に―

山縣有朋は、伊藤博文と同じく松下村塾の出身者として明治時代に活躍した著名な人物です。倒幕活動ののち、明治に入ってからは内務大臣や内閣総理大臣、元老、司法大臣、枢密院議長、陸軍第一軍司令官、陸軍参謀総長などの役を歴任し、明治時代の新しい国家づくりに尽力しました。その活躍から「国軍の父」「元老中の元老」とも称され、八十五歳で亡くなった際には国葬でその栄誉を称えられています。

山縣は天保九（一八三八）年に長州藩萩城城下川島の武士の家に生まれました。生家は中間という足軽《あしがる》以下の階級でしたが、将来は槍術で身を立てようと槍の稽古に励んでいたといわれています。

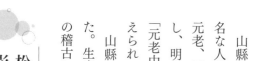

松陰、久坂玄瑞、高杉晋作らの影響を受けて倒幕活動へ

そんな山縣は、はじめは松下村塾への入塾に気が進まなかったといわれています。しかし、長州藩から選抜されて京都へ視察に行った際に久坂と知り合い、入門に至りました。山縣の入門が安政五（一八五八）年の十月で、松陰が野山獄《のやまごく》へ再度収監命令を受けたのがその翌月だったため、松陰との接触期間は非常に短期間でした。それでも久坂玄瑞《くさかげんずい》を通じて松陰の影響を大きく受けた山縣は生涯にわたって松陰への尊崇の思いを持ち続け、「自分は松陰先生の門下である」と称し、誇りにしていたといいます。

山縣は、兄弟子の高杉晋作が創設した「奇兵隊」の軍監に就任し、頭角を表しました。そして『衛夜乃寝言《えいやのねごと》』と題する提言を藩庁に提出し、人材を外国へ派遣し、万国の情勢を熟知させて戦艦砲兵制度、政治等の実学を練磨させるよう提言しています。これは松陰の師佐久間象山《さくましょうざん》が幕府に提言した『海防八策《かいぼうはっさく》』の内容に通じるもので、山縣が松陰の志を受け継いでいることの表れといえるでしょう。

幕末を生き抜き、明治政府の重鎮となった伊藤博文と山縣は政治観の相違から度々対立しました。しかし、二人の人生は「積誠《せきせい》これを蓄《たくわ》えよ」、つまり「最善をつくせ」という松陰の教えをそれぞれの信念をもって見事に結実させたものであるといえます。進んだ道は違えども、二人には「松陰のもとで学んだ」という同じ矜持《きょうじ》があったのでしょう。

桂小五郎
―伊藤博文を育てた維新の三傑―

桂小五郎（のちの木戸孝允）は西郷隆盛、大久保利通とともに「維新三傑《いしんさんけつ》」として活躍した人物です。長州藩士として倒幕活動に身を投じ、薩長同盟を推進し、維新政府では版籍奉還《はんせきほうかん》や廃藩置県《はいはんちけん》を実現させました。

桂は松下村塾生ではなく、松陰が藩校である明倫館《めいりんかん》で山鹿流《やまがりゅう》兵学を教えていたころの門下生です。その後松陰の親友となり、松下村塾では兄貴分として塾生から慕われていました。桂は天保四（一八三三）年に長州藩医和田昌景の長男として生まれ、裕福な家庭に育ちます。後妻の子だった桂はその後桂九郎兵衛の養子となり、大組《おおぐみ》という武士の中でも高い身分を得ました。

江戸の藩邸で伊藤博文に学びの場を与える

十七歳で松陰の兵学門下となった桂は、翌年江戸へ自費留学し、その後は江戸の藩邸で中心人物として活躍します。また、桂は松下村塾の塾生であった伊藤博文を従者にして長州藩の江戸屋敷に住まわせました。桂は他の藩の志士や重臣たちと頻繁に交流があったのですが、伊藤はその使い走りをしたり、会合にお供をすることによって多くの人と知り合ったり、諸先輩の議論を聞いたりして自らの進路を模索していきました。足軽の身分であった伊藤がのちに内閣総理大臣に就任するまでの道のりには、桂が伊藤に与えた人脈や学びの場があったのです。

親友松陰との悲しい別れ

安政六（一八五九）年、桂の親友であった松陰が刑死します。桂は役人に手を回し、なんとか遺骸《いがい》の引き渡しを取りつけます。樽に入った松陰の遺骸をみて、遺骸の受け取りにやってきた桂小五郎、伊藤博文、尾寺新之丞、飯田正伯の四人は涙を流しながら松陰の髪を結い、顔を洗って体を清めました。そして、何も身につけていなかった松陰のために、桂は襦袢《じゅばん》を脱いで松陰の体に着せ、伊藤は自分の帯を解いてそれを結びました。そして、持ってきた甕《かめ》に納め直して回向院に葬ったのです。激動の三十年を生き、刑死した親友松陰への葬いでした。

楫取素彦《かとりもとひこ》

―生涯にわたって杉家を支えた義理の兄弟―

楫取素彦は幕末の長州藩の志士で、明治時代には官僚、政治家として活躍した人物です。楫取は松陰の妹である寿と結婚し、寿に先立たれた後は久坂玄瑞《くさかげんずい》の未亡人であった松陰の妹文と再婚しています。そういったことから、楫取は生涯にわたって杉家と深いかかわりがあり、至誠一貫《しせいいっかん》でつくしました。

楫取は文政十二（一八二九）年に萩の藩医である松島瑞蟠の次男として生まれました。兄と弟を含め、三兄弟全員が読書家であったと松陰は評しています。楫取は十二歳で大組《おおぐみ》の儒者である小田村家に養子入りします。小田村家は藩運営の中核となる高い家格でした。

激論を受け止める楫取と松陰との交流

松陰と楫取は、嘉永四（一八五一）年に江戸で交流が始まり、やがて親友になります。松陰から松下村塾で教鞭をとってほしいと頼んだこともありましたが、楫取には藩務があったために実現できませんでした。しかし松下村塾には松陰の主宰のときからかかわっており、主宰後もときおり松下村塾を訪れては間接的に援助をしたり、塾生と語り合ったりしたといわれています。松陰は楫取にしばしば激論をぶつけましたが、それによってお互いを敬愛する心はより深まりました。

松陰が野山獄《のやまごく》に入獄すると楫取は藩に寛大な処置を願い出ただけでなく、塾生の指導にあたり、援助も惜しみませんでした。手紙を出したり受け取ったりする取次をしていたのも、楫取であったといわれています。松陰はそのことに感謝し、座右《ざゆう》の銘《めい》である孟子の言葉「至誠《しせい》にして動《うご》かざる者《もの》は、未《いま》だ之《これ》有《あ》らざるなり」を松陰が江戸へ送られる際に書き贈っています。

松陰の遺書にあった楫取素彦の名

松陰が処刑される前に獄中で記した遺書には、連絡を取ってほしい人物の一番目に久坂玄瑞でも高杉晋作でも桂小五郎でもなく、楫取の名前がありました。死の間際まで松陰が楫取に絶対の信頼を寄せていたことがわかります。

おわりに
私たちに多くの教訓を与えてくれる、松陰の言葉

吉田松陰は思想家、教育者として取り上げられることが多いですが、最も知られているのは松下村塾の主宰者としての教育者像です。それが松陰の悲劇的な生涯の結末と相まって、人気の秘訣となっているようです。野山獄《のやまごく》という萩藩の牢屋に入っていた一年二か月の間に読んだ本が、『野山獄読書記《のやまごくどくしょき》』として、吉田松陰全集に収載されていますが、松陰は大変な読書家であり、また筆まめな人でした。六百三十通を超える手紙も遺されています。

伝記については、明治二六年の徳富蘇峰《とくとみそほう》の『吉田松陰』が書かれて以来、おびただしい数の研究書や解説書が出ています。また手軽に勉強できるのは松陰の遺した名言に関する本といってもよいでしょう。最近では松陰の遺した名言集や松下村塾での教育活動を取り上げて、彼の考え方や生き方、あるいは行動などの解説をした本が目につきます。

本書も、看護を仕事とする人、そしてさらにすばらしい看護師を育成したいと考える人たちに役立つことを願って、名言や教育の手法を私なりにまとめてみま

した。松陰の本には、「心を打つ」とか「魂を揺さぶる」といった題名の本が多く見られます。百五十年以上前の松陰の言葉は、色あせるどころか、ますます光を放っているのです。それだけ松陰の生き方や考えが深く、磨き抜かれたものであり、不思議な説得力をもって現代に生きる私たちに語りかけてくるからでしょう。「志《こころざし》を立《た》てて以《もっ》て万事《ばんじ》の源《みなもと》と為《な》す」や「学《がく》は人《ひと》たる所以《ゆえん》を学《まな》ぶなり」などの名言はその端的な例でしょう。

これらの単純明快で要所をついた言葉は、現代に生きる私たちに多くの教訓を与えてくれます。松下村塾での教えや「教えることはできないが、一緒に学ぶことはできる」という入塾希望者への言葉には、謙虚で誠実な松陰の人となりがイメージされます。教育の名手であった吉田松陰を学びながら、自己教育や人材育成のノウハウをこの本から読み取っていただければ、著者としてこれにまさる喜びはありません。

おわりにあたって、私の身勝手なお願いにもかかわらず看護師長の経験談を提供してくれた深澤寛子さんの協力や、執筆にあたりご助言いただいた編集スタッフの皆さんにも大変お世話になりました。記して謝意を表します。

長谷川　勤

●著者略歴
長谷川 勤（はせがわ・つとむ）

昭和21年9月3日、群馬県勢多郡黒保根村（現桐生市）に生れる。中学卒業後、鎌倉市の電機会社に就職し、翌年から定時制高校に入学。在学中、大学の入試要項を見て進学を念願、大学受験を目標に都立高校へ転校して卒業。同年、早稲田大学社会科学部に入学。在学中は経済学を学びながら高校教諭の免許も取得して、卒業後の昭和46年4月に株式会社三陽商会に入社し、平成18年12月に同社を定年退職。在職中、慶應義塾大学通信課程に入学し、文学部史学科に在籍して主に近代日本史を学ぶ（中退）。この間、早稲田大学の大学院に科目等履修生として1年間在籍してさらに近代日本史を研究する。会社員を定年退職後、松蔭大学にて非常勤講師として「吉田松陰論」を担当する。平成25年4月より同大学客員教授。各地の市民大学講座や講演も多数こなし、幕末から明治維新を主題として行う。平成27年、NHKラジオ講座「歴史再発見」で「松陰と幕末・明治の志士たち」を担当。

編集協力　株式会社オメガ社
装　　丁　櫻井　ミチ
本文デザイン・DTP　株式会社オノ・エーワン

看護師のしごととくらしを豊かにする④
看護師のための松陰流人材育成術
吉田松陰が松下村塾で教えたこと

2018年3月26日　第1版第1刷発行

著　者　長谷川 勤
発行者　林　諄
発行所　株式会社日本医療企画
〒101-0033　東京都千代田区神田岩本町4-14
神田平成ビル
TEL03-3256-2861（代）
FAX03-3256-2865
http://www.jmp.co.jp
印刷所　大日本印刷株式会社

ISBN978-4-86439-627-1 C3030